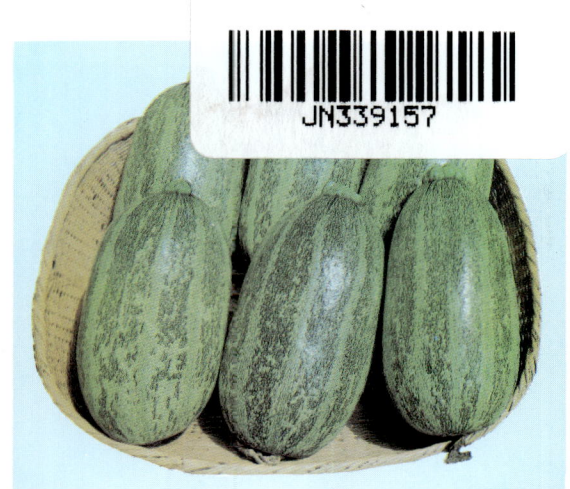
▲호박 – 불면증, 뇌신경불안증

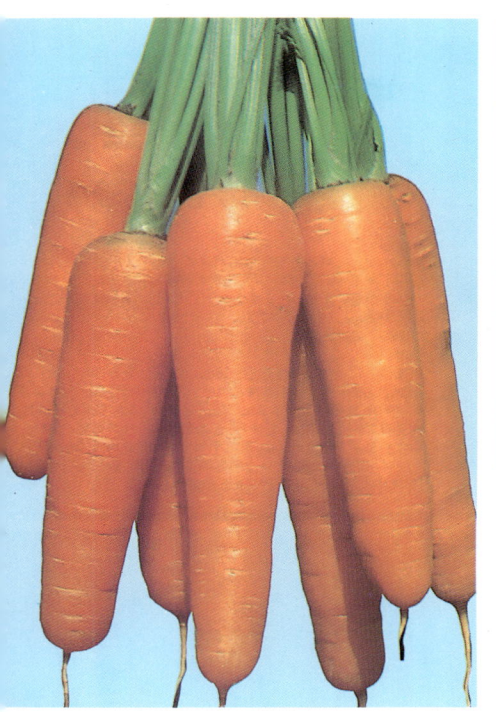
▲당근 – 빈혈, 비타민 결핍증

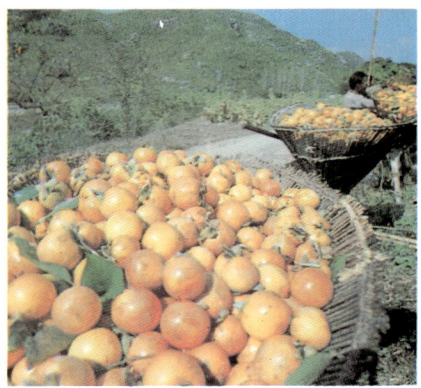
▲감 – 만성설사

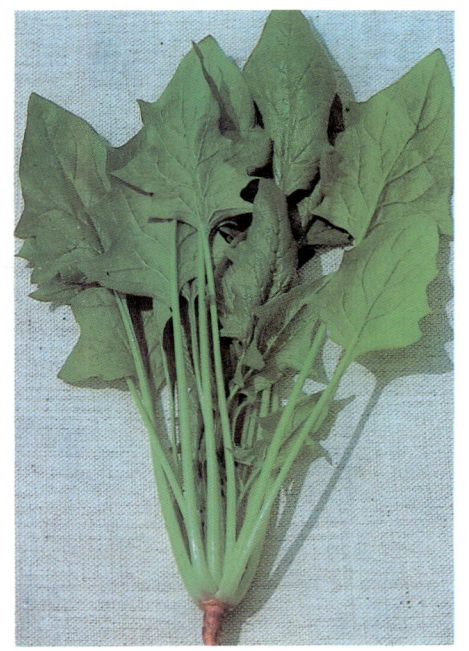
▲시금치 – 갈 증

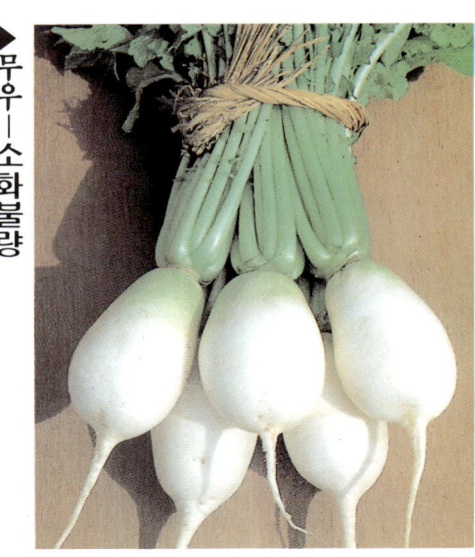
▶무우 – 소화불량

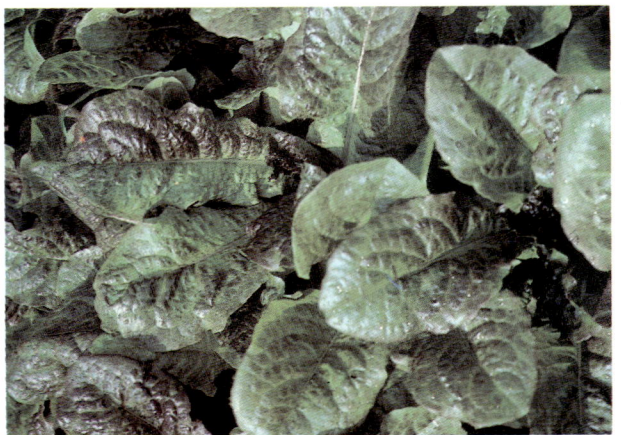
▲상치 – 요혈, 불면증

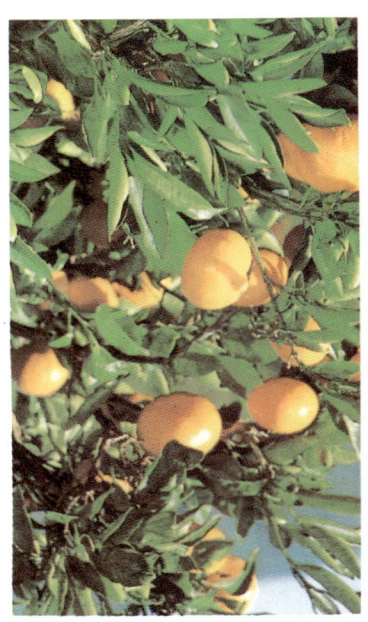
▲귤 – 소화불량

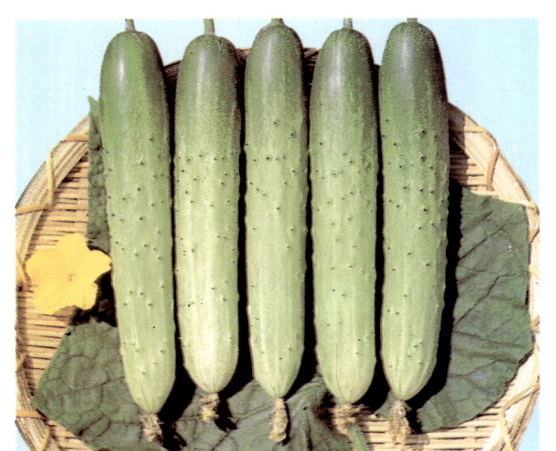
▲오이 – 수족증, 소화불량

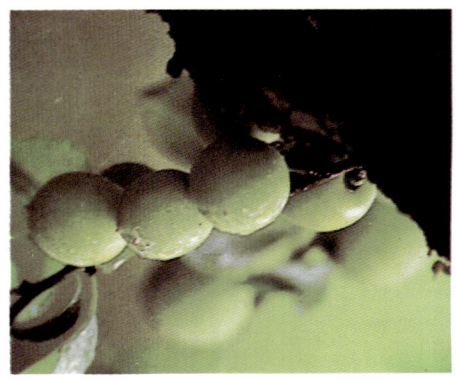
▲매실 – 이질병, 회충구제

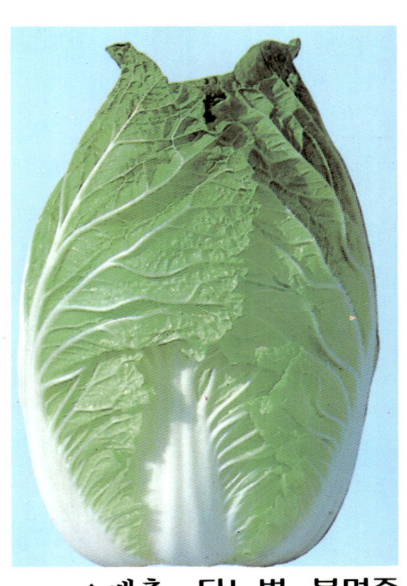
▲배추 – 당뇨병, 불면증

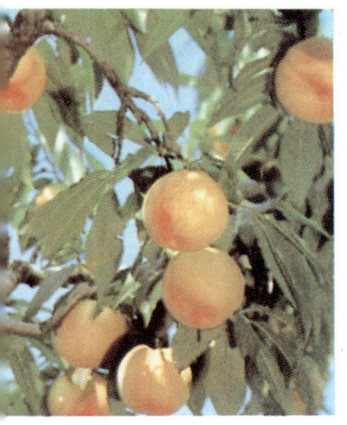
복숭아 – 체 혈

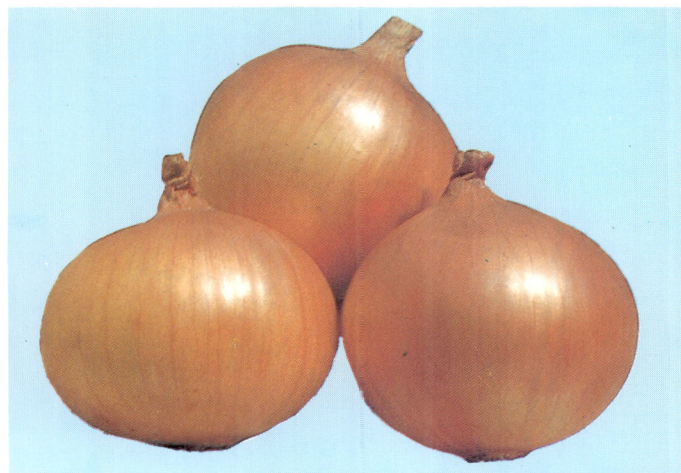
▲양 파 – 신체쇠약, 대머리 예방

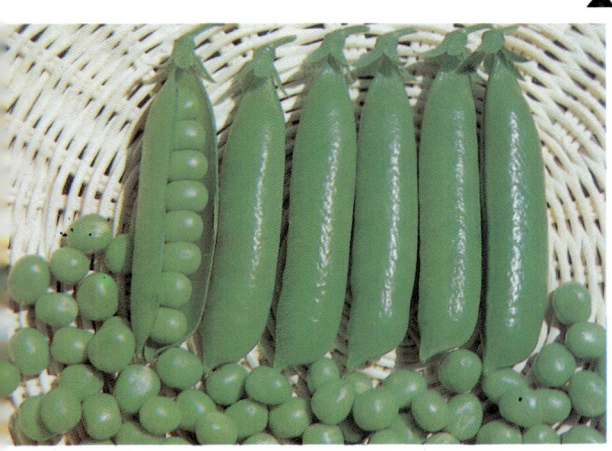
▲완두콩 – 산모의 젖 부족

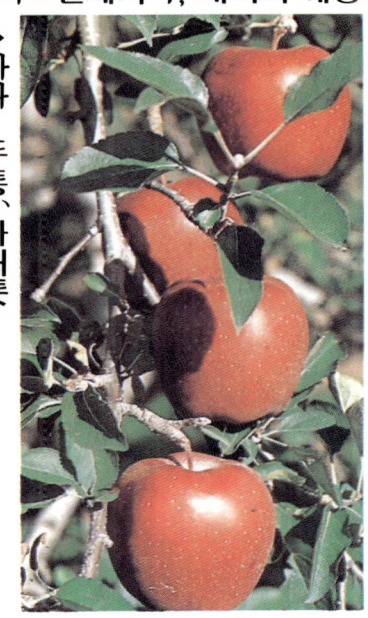
▶사과 – 두통, 가래톳

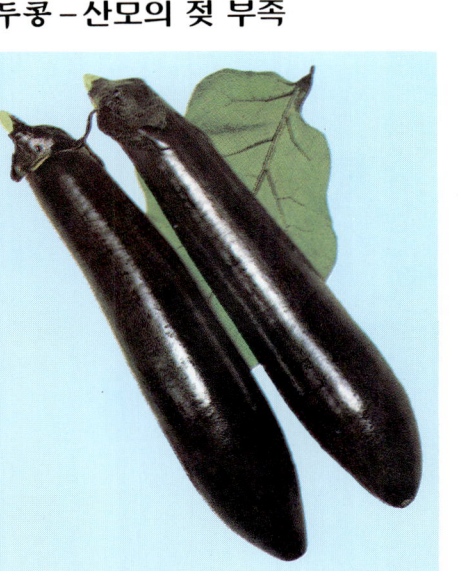
▶가지 – 충치통, 거류해독, 독충

▼배 – 화상, 숙취, 기침
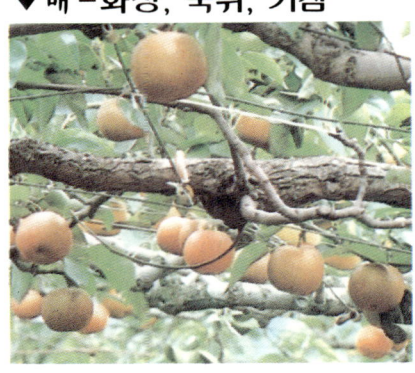

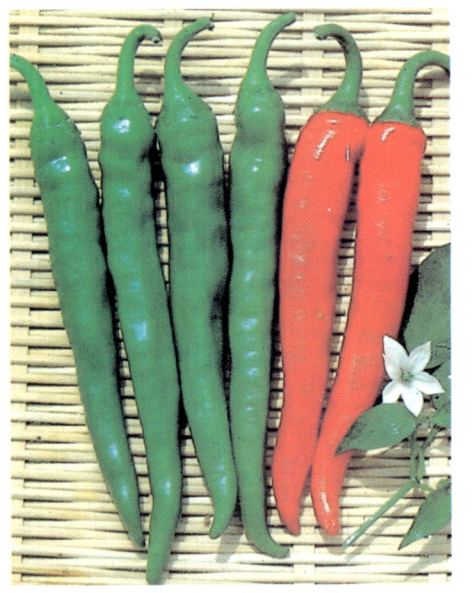
▲고추 – 감기, 식욕부진

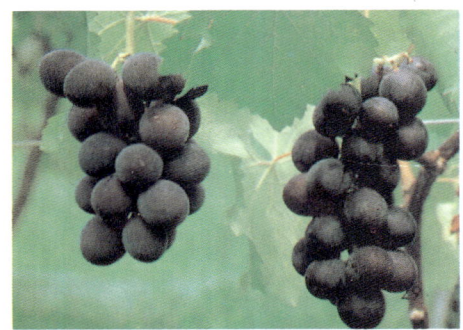
▲포도 – 구토, 설사, 태기충격

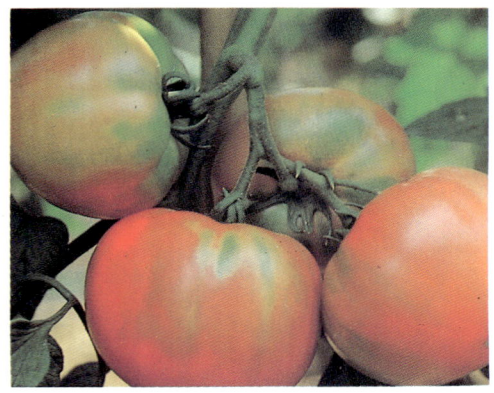
▲토마토 – 양기부족, 고혈압
　　　　　위산과소, 심장쇠약

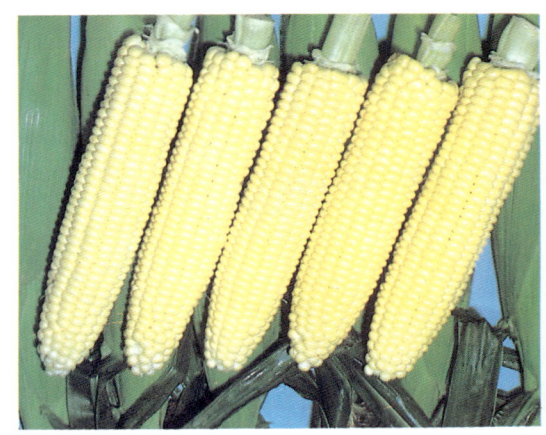
▲옥수수 – 소변불통, 당뇨병, 방광결석

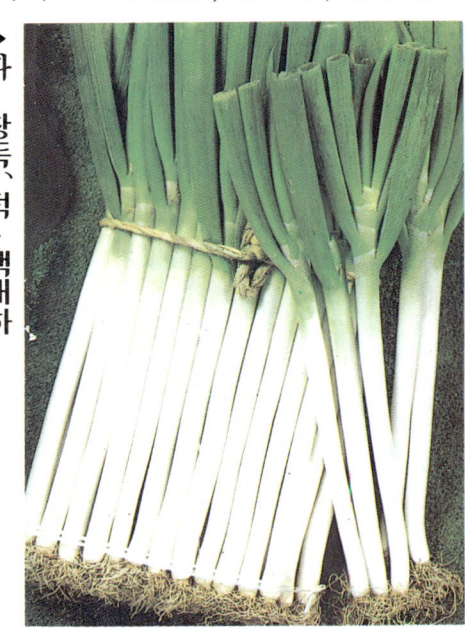
▶파 – 창독, 적·백대하

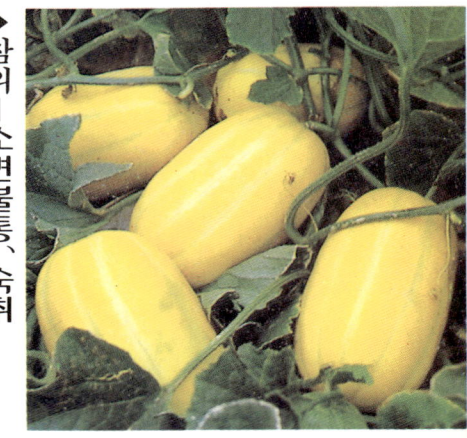
▶참외 – 소변불통, 숙취

야채와 과일을 이용해 83종의 病氣別로 예방과 치료를 한다!!

야채와 과일요법

이상국 編譯

附錄 ● 야채의 생즙요법

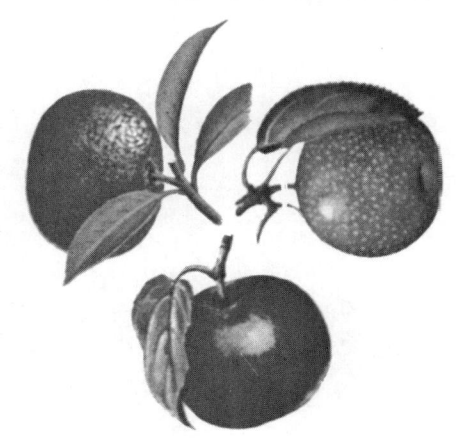

도서
출판 **은광사**

사람의 몸을 만드는 음식물·차례

서장· **사람의 몸을 만드는 음식물** ············ 11
　중요한 식습관 12 / 다섯가지 맛 13 / 네가지 성질 14

야채·과일로 병을 고친다

● **호흡기계의 병** ································· 15
　감　　기 16 / 기관지염 18 / 폐　　염 20
● **소화기계의 병** ································ 21
　위　　염 22 / 위무력증·위하수 24 / 위·십이지장궤양
　26 / 간　　염 28 / 간경변 30 / 소화불량 32
● **순환기계의 병** ································ 33
　고혈압 34 / 심장신경증 36 / 저혈압 38 /
　뇌졸중후유증 40 / 안저출혈 42
● **비뇨기계의 병** ································ 43
　신　　염 44 / 요로결석 46 / 방광염 48 /
　전립선비대 50 / 배뇨장해 52
● **내분비계의 병** ································ 53
　당뇨병 54 / 바세도우병 56 / 통　　풍 58
● **마음의 병** ····································· 59
　우울증 60 / 히스테리 62

- **눈, 코, 귀의 병** ……………………………… **63**
  가성근시 64 / 눈　병 65 / 야맹증 66 /
  비　염 68 / 중이염 70
- **뼈와 관절의 병** ……………………………… **71**
  요　통 72 / 류머티즘 74 / 관절염 76 /
  신경통 77 / 어깨결림 78
- **목과 입의 병** …………………………………… **79**
  편도선염 80 / 구내염 82 / 치조농루 84
- **피 부 병** ………………………………………… **85**
  습　진 86 / 종　기 88 / 두드러기 90 /
  무　좀 91 / 동　창 92 / 원형탈모증 93 /
  주부습진 94
- **여성의 병** ……………………………………… **95**
  월경불순 96 / 산전 산후의 이상 98 / 불임증 100 /
  갱년기장해 102 / 자궁근종 104
- **어린이 병** ……………………………………… **105**
  야뇨증 106 / 소아허약체질 108 / 소화불량 109 /
  홍　역 110 / 항아리손님 111 / 요　충 112
- **증상별 치료법** ………………………………… **113**
  발　열 114 / 피로권태감 116 / 상　기 118 / 냉 증
  120 / 입　덧 121 / 두　통 122 / 빈　혈 124 /

치   질 126 / 기   침 128 / 설   사 130 / 변   비 132 / 현기증 134 / 침   한 135 / 숙   취 136 / 더   위 137 / 불면증 138 / 비   혈 140 / 정력감퇴 142 / 화   상 144 / 타박증·염좌 146 / 이   명 147 / 비대증 148 / 아름다운 피부 150 / 백발예방 152 / 목   쉼 153 / 식중독예방 154 / 빈   뇨 155

병을 예방하고 치료하는 생즙
생즙의 효능

- 생즙의 식이요법 ················· **158**
- 생즙에는 어떤 효능이 있는가 ········· **160**
- 생즙에서 얻을 수 있는 미네랄 ········· **163**
- 생즙에서 얻을 수 있는 비타민 ········· **165**
- 만드는 법과 재료 다루는 법 ·········· **168**
- 여러 가지 요령으로 생즙을
  만들어 마시는 법 ················· **171**
- 생즙을 만들 때 쓰이는 기구 ········· **173**
  1) 양파생즙 ···················· **176**
  2) 선인장생즙 ·················· **177**
  3) 토마토생즙 ·················· **179**
  4) 구기자생즙 ·················· **181**
  5) 부추생즙 ···················· **182**

6) 노야기생즙 …………………………… 183
7) 파생즙 ………………………………… 184
8) 시금치생즙 …………………………… 185
9) 양딸기생즙 …………………………… 187
10) 감자생즙 ……………………………… 188
11) 씀바귀생즙 …………………………… 189
12) 익모초생즙 …………………………… 190
13) 도꼬마리생즙 ………………………… 191
14) 무우생즙 ……………………………… 192
15) 양배추생즙 …………………………… 194
16) 연근생즙 ……………………………… 195
17) 당근생즙 ……………………………… 197
18) 배추생즙 ……………………………… 199
19) 순무생즙 ……………………………… 201
20) 오이생즙 ……………………………… 203
21) 아욱생즙 ……………………………… 204
22) 미나리생즙 …………………………… 206
23) 근대생즙 ……………………………… 208
24) 상치생즙 ……………………………… 209
25) 차조기생즙 …………………………… 211
26) 우엉생즙 ……………………………… 213
27) 파슬리생즙 …………………………… 214

28) 쑥생즙 ·· 216
29) 생강생즙 ··· 217
30) 셀러리생즙 ·· 218
31) 수박생즙 ··· 219
32) 비트생즙 ··· 220
33) 민들레생즙 ·· 221
34) 사과생즙 ··· 223
35) 귤생즙 ·· 224
36) 포도생즙 ··· 224
37) 복숭아생즙 ·· 225
38) 레몬생즙 ··· 226
39) 배생즙 ·· 227
40) 모과생즙 ··· 228
41) 감생즙 ·· 229
42) 석류생즙 ··· 230
43) 머루생즙 ··· 231
44) 오디생즙 ··· 232
45) 동아생즙 ··· 232
46) 앵두생즙 ··· 233
47) 박하생즙 ··· 234
48) 갈근생즙 ··· 235

49) 여뀌생즙 ································ 236
50) 창포생즙 ································ 237
51) 컴프리생즙 ······························ 238
52) 비름생즙 ································ 239

서 장

사람의 몸을 만드는 음식물

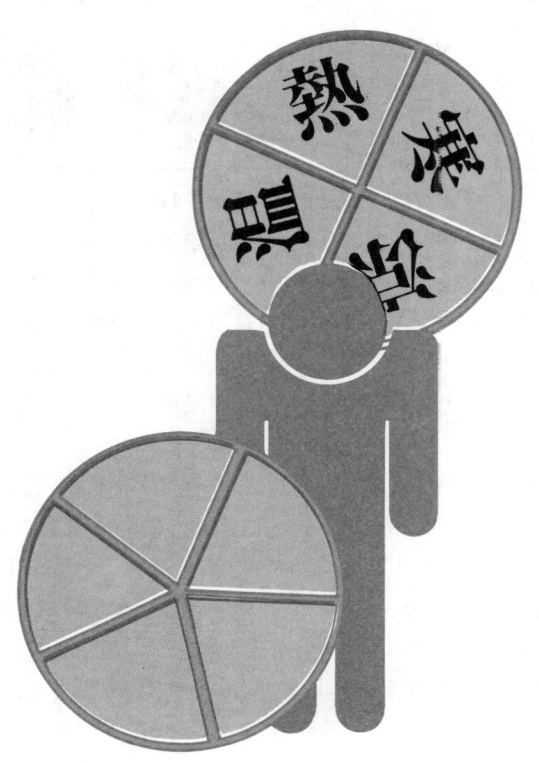

중요한 식습관

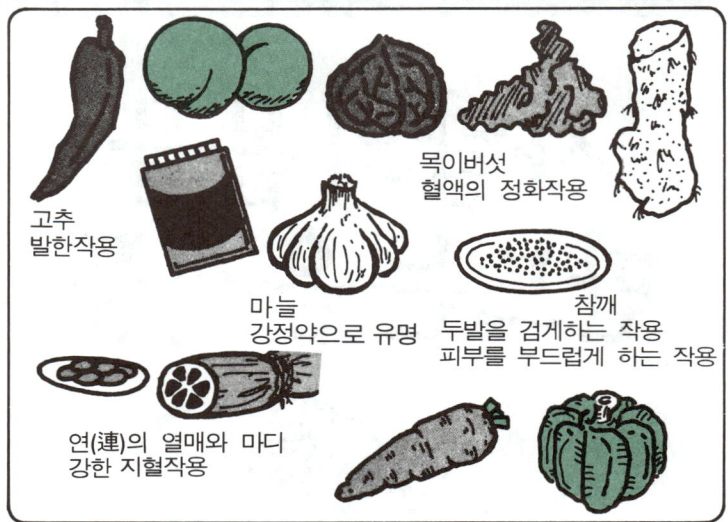

평소에 먹고 있는 음식물을 다시 생각해 보면 사람의 세포는 우리가 아무 생각 없이 먹고 있는 음식물로 이루어지고 있다.

병에 걸리는 것은 세균이나 바이러스 때문이라고 생각하던 것은 옛날 이야기로 지금은 오랜 동안의 식생활 습관이나 생활환경이 만들어내는 소위 성인병이 주류를 이루고 있다.

심장병, 고혈압, 동맥경화, 당뇨병 등 헤아릴 수 없을 만큼 많다.

이러한 시류(時流)를 배경으로 하여 자연식품, 건강식품 등이 인기를 불러 일으켜 한편에서는 일품건강법이 붐을 이루고 있다. 그 유행도 현미, 마늘, 매실(梅實), 알로에, 클로렐라, 소맥배아(小麥胚芽), 월견초오일로 눈부시게 변이(變移)되고 있다.

그러나 모든 식품에는 각각의 성질이 있고 장점도 단점도 있는 것이다. 일품이라고 해서 모두 충족되는 것은 아니다.

다섯가지 맛

중국에서는 옛날부터 이러한 음식의 성질연구가 진행되어 그 것을 모든 병이나 증상에 활용시키는 지혜를 갖고 있었다.

현존하는 최고(最古)의 의서인 『皇帝內經素問』에 "성인은 이미 병든 것을 치유하지 않고 지금에야 병을 고치고자 한다"고 평상시의 생활이 중요하다는 점을 설명하고 있다.

음식의 맛을 다섯가지로 분류하였다. 그것은 산(酸), 신(辛), 고(苦), 함(鹹), 감(甘)으로 "오미(五味)는 입으로 들어가 위에 저장된다. 그럼으로서 오장(五臟)을 보양한다"고 하였다. 이 다섯가지 맛은 각각 내장과 밀접한 관계를 갖고 있다.

산(酸)→간(담)　　　함(鹹)→신(방광)
신(辛)→폐(대장)　　감(甘)→비(위)
고(苦)→심(心)(소장)

이상과 같이 위가 악화되기 전에 단(甘) 것을 좋아한다든가 짠 것을 좋아하는 사람은 신장을 악화시키기 쉽다는 점으로 볼 때 수긍되는 일이 많다.

또 신맛(酸味)은 근육 등을 조르는 수렴(收斂)작용이 있으므로 설사나 침한(寢汗) 등에 매실 따위의 산미가 강한 것을 먹으면 좋고 쓴맛(苦味)은 출혈성의 질환이나 설사에 사용하면 멈추게 하는 작용이 있다. 단맛(甘味)은 긴장을 풀리게 하는 작용이 있어 목의 통증을 풀어준다.

매운맛(辛味)은 고추나 생강이 대표하듯이 발한을 촉진하여 발산시키는 작용을 한다.

짠맛(鹹味)은 연화(軟化)시키는 작용이 있어 대소변을 통하게 한다든가 통증을 치유하는 작용을 한다.

이 다섯가지 맛의 작용은 중국 식양법(食養法)의 한 특징이다.

모두에게 이 사고방식이 들어맞는다는 것은 아니지만 식물의 성질을 알면 건강관리를 하는데에 큰 도움이 된다.

네가지 성질

중국의 식양법 중 또 하나의 특징은 사기(四氣)라고 불리우는 것이다.

음식물 뿐만이 아니라 한방약을 조제할 때도 큰 기준이 되는 것이며 음식을 한(寒=冷), 양(涼=微寒), 온(溫), 열(熱)로 나누고 있다.

한에도 열에도 끼지 않는 중간의 것을 평(平)이라고 한다.

이것은 음식물이 우리 몸 속으로 들어갔을 때 몸을 냉하게 하는데 작용하느냐 덥히는 쪽으로 작용하느냐를 나타내고 있다.

그러나 음식물의 이 성질은 조리하는 방법에 따라 다소 변하는 수도 있다.

이를테면 무우의 성질은 한(寒)이나 끓이면 평(平)으로 변하고 거기에 덥히는 작용이 있는 생강을 가하면 덥히는 작용으로 활동하게 된다.

냉성(冷性)의 사람은 그와 같은 음식물의 성질을 알고 있으면 증상을 악화시키지 않을 수가 있다.

본서에서는 각기 음식물에 오미(다섯 가지 맛)와 사기(四氣)를 기재해 두었으므로 이용할 때 참고로 해주기 바란다.

아무리 튼튼한 몸을 타고 났어도, 아무리 고귀한 약을 마시고 있어도 일상적인 식생활을 소홀히 해서는 우리의 건강을 유지할 수는 없다. 반대로 올바른 식생활을 하고 있으면 가령 알레르기 체질을 부모로부터 이어받았다고 해도 개선해 나갈 수가 있다.

현대는 몸에 좋고 맛도 좋은 것을 밸런스에 알맞게 섭취하는 것만이 진짜 실속있는 사람이라 할 수 있겠다.

야채·과일로 병을 고친다

호흡기계의 병

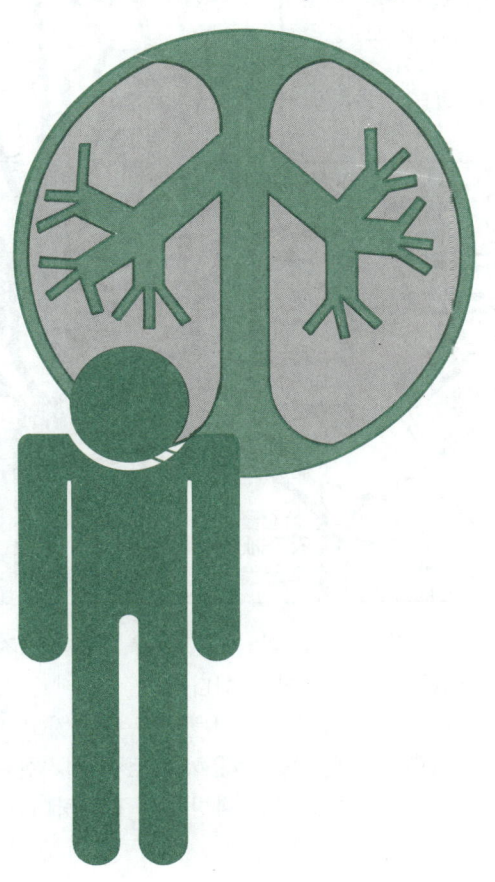

감기 (感氣)

감기 따위 호흡기계의 병은 발한작용을 갖고 있는 매운 음식물을 많이 사용한다. 한방에서는 음식물을 산, 신, 고, 함(짠 것), 감의 다섯 가지 맛으로 나누어 신(매운 것)은 폐를 보호하는 음식물이라고 생각한다. 그러나 기침이 심한 경우는 오히려 단(甘) 음식물이 좋다.

생강
무우
꿀
강판으로 썰어내림
강판에 썬 무우
컵에 1/4가량
꿀을 가해서 마신다
열탕
열탕을 부어 마신다
생강을 강판에 썰어서 조금 넣는다

많이 사용되는 것은 생강, 파, 마늘, 무우, 박하, 계지, 진피(귤껍질), 유자, 레몬, 매실장아찌 등이다.

• 생강(辛, 溫)—중국의 고전에는 「풍사를 치료하고 냉을 제거하며 두통, 비색(鼻塞), 해(咳)를 치유하고 담을 제거한다」고 쓰여 있다. 풍사를 치료하는 대표적인 한방약의 갈근탕이나 계지탕에

도 포함되어 있다.
▷ 생강 6g을 강판에 갈아서 열탕에 넣고 꿀을 가해 마신다.
▷ 생강 6g, 파의 흰부분 한 개를 2홉의 물로 10분간 달여서 즙을 마신다.
▷ 생강 3편, 차조기 6g, 양파 1개로 수프를 만들어 마신다.
• 파의 흰부분(辛, 溫)─중국의 고전에는 「풍사로 오한이 나고, 발열하고, 땀이 나고, 두통이 있어 얼굴이 붓는 것을 치유한다」고 쓰여 있다.
▷ 긴 파의 흰부분 20g, 마늘 10g을 가늘게 썰어서 달여 마시면 초기의 감기에 잘 듣는다.
• 차조기(辛, 溫)─중국의 고전에는 「풍사를 치유하고 담을 없애며 폐를 이롭게 하고 기침을 멈춘다」고 되어 있다.
▷ 차조기의 잎과 묵은 생강을 적당량 달여서 마신다.
• 계지(辛, 溫)─풍사의 대표적인 한방약에 많이 사용되고 있다. 감기에 걸렸는데 땀이 나오지 않아 두통이 있는 병에 잘 듣는다.
▷ 계지를 하루 10g정도, 적당량의 물로 달여서 마신다.
• 마늘(辛, 溫)─풍사의 경우는 생강이나 긴 파의 흰부분과 더불어 사용한다.
▷ 마늘, 생강을 각각 15g씩 얇게 썰어서 2~3홉의 물로 절반이 되도록 달여서 그 즙을 마신다.
• 무우(辛, 寒)─목에 통증이 있는 경우나 목이 건조한 경우에 잘 듣는다.
▷ 컵에 1/4정도의 썬 무우를 넣고 생강을 약간 썰어 넣고 열탕을 부어 마신다.
• 매실(酸, 平)─청매(青梅)의 즙을 햇볕이나 약한 불에 건조시켜 물엿상(狀)으로 한 것을 매육(梅肉)엑기스라 하며 약용으로 사용되고 있다.
▷ 매육엑기스를 탕에 용해시켜 마신다.

기관지염 (氣管支炎)

기관지염의 경우도 기침에서 사용한 음식물과 비슷한 음식물을 먹는다. 기침이나 담을 제거하기 위해서는 역시 그 기침이나 담이 한성(寒性)의 것인지 열성(熱性)의 것인지, 습성(濕性)의 것인지, 조성(燥性)의 것인지를 식별하는 것이 중요하다. 이것에 구애받지 않고 사용하는 것도 있다.

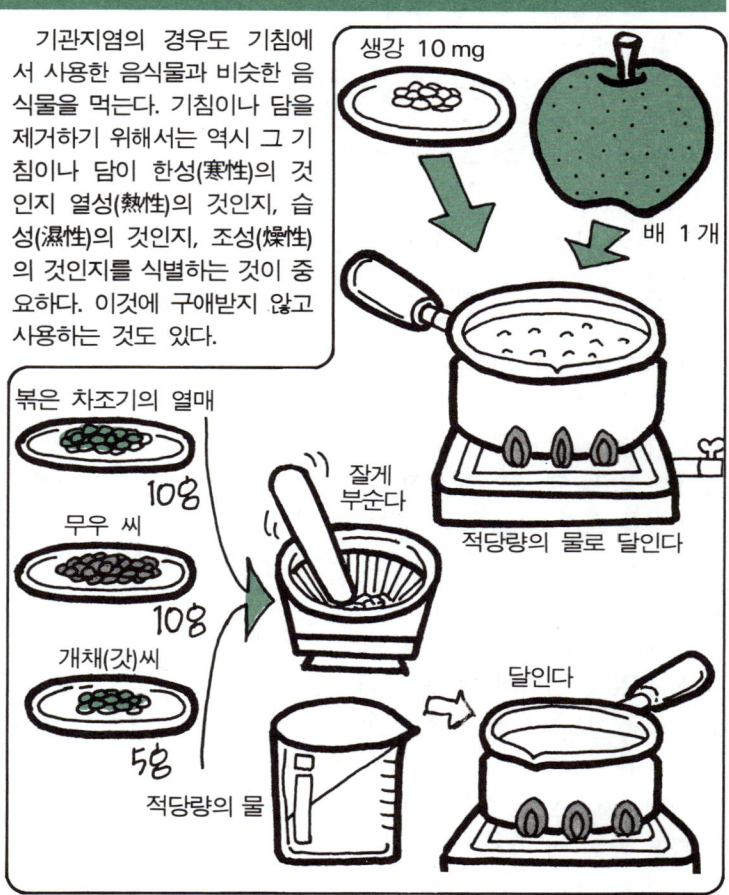

열성의 것에 사용되는 것은 무우, 동과(冬瓜), 배, 미나리 등, 한성(寒性)의 것으로는 진피, 마늘 등, 습성의 것으로는 진피, 유자 등, 조성(燥性)의 것으로는 배, 무우, 꿀, 백합뿌리, 참마 등이

다. 이에 구애받지 않고 사용할 수 있는 것은 은행, 솔방울, 차조기의 열매 등이다.
• 동과(冬瓜)(甘, 寒)—약효는 동과의 종자인 동과자(冬瓜子)가 유명하다. 열을 내리고 담을 제거하는 작용이 있으므로 기관지염에 사용되고 있다.
▷ 동과자 15 g에 굵은 설탕을 적당량 가해서 가루로 만들어 하루 2 회 탕으로 마신다. 심한 기침에 잘 듣는다.
• 백합뿌리(甘, 平)—백합은 한방약으로서 사용될 때는 백합이라 하고 보통 진해거담제 또는 자양강장제로서 사용한다.
▷ 신선한 백합뿌리 2, 3개를 으깨어 그 즙을 탕으로 하루 2 회 마신다. 노인성기관지염에 잘 듣는다.
• 미나리(甘, 涼)—중국의 고전에는, 미나리는 간기능을 조화시키는 약으로서 알려져 있다. 그러나 기침을 멈추게 하는 등 호흡기계에 대한 효과도 있다.
▷ 미나리 뿌리 한개와 진피(귤껍질 말린 것) 9 g, 물엿 30 g. 물엿을 남비에 달여서 미나리채와 진피를 가해 조금 태운 후 물을 가해 달여서 그 수프를 마신다.
• 차조기(辛, 溫)—일본에서는 차조기가 음식물로서 유통이 좋으나 중국에서는 오히려 약초로서 유명하다.
▷ 볶은 차조기의 씨 10 g, 볶은 무우 씨 10 g, 개채(갓) 씨 5 g을 적당량의 물로 달여서 마신다. 차조기의 씨만으로도 상관없다.
• 은행(甘, 微酸, 寒)—열이 나고 기침이 나오고 담이 그치지 않을 때 잘 듣는다.
▷ 배 한 개에 후추 10 mg을 탄 물에 달여서 마신다.
• 벌꿀(甘, 平)—폐조(肺燥)에 의한 헛기침에 효과가 있다.
▷ 프라이팬으로 벌꿀 35 g을 가볍게 볶고 소량의 물과 달걀 1 개를 가해 먹는다.

폐염 (肺炎)

폐염은 풍사, 기관지염, 백일해 등에 뒤이어서 일어나는 폐에 염증을 일으키는 병이다. 체온이 40도 이상이나 되고 호흡이 빨라져 호흡곤란 등이 일어난다. 즉시 의사에게 진찰을 받아야 하지만 보조요법도 잊지 않도록 한다.

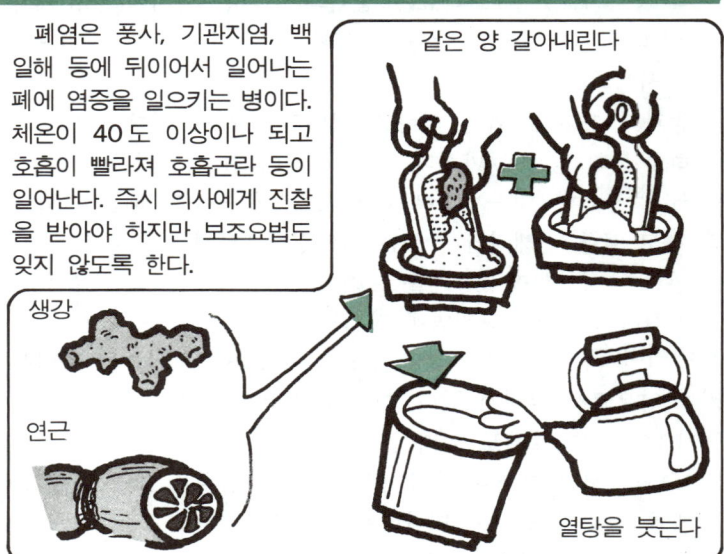

폐염에 좋은 음식물은 시금치, 연근, 마육(馬肉) 등이다.

- 시금치(甘, 寒)—폐염으로 심한 기침을 할 때 사용한다.
▷ 시금치의 씨를 말려서 약한 불로 황색이 될 때까지 볶고 분말로 한 것을 1회에 5g씩 하루에 2회 마신다.
- 연(甘, 平)—생강과 연근의 즙은 폐염의 발열, 호흡곤란에 사용된다.
▷ 연근과 생강을 같은 양으로 갈아서 그릇에 넣고 열탕을 부어 넣는다. 1일 3회 마신다.
- 마육(甘, 平)—폐염은 발열하면 흉부에 통증을 느끼는데 마육은 이 열이나 통증을 제거하는데 유효하다.
▷ 마의 생육을 가슴에서 등으로 걸쳐 습포한다.

소화기계의 병

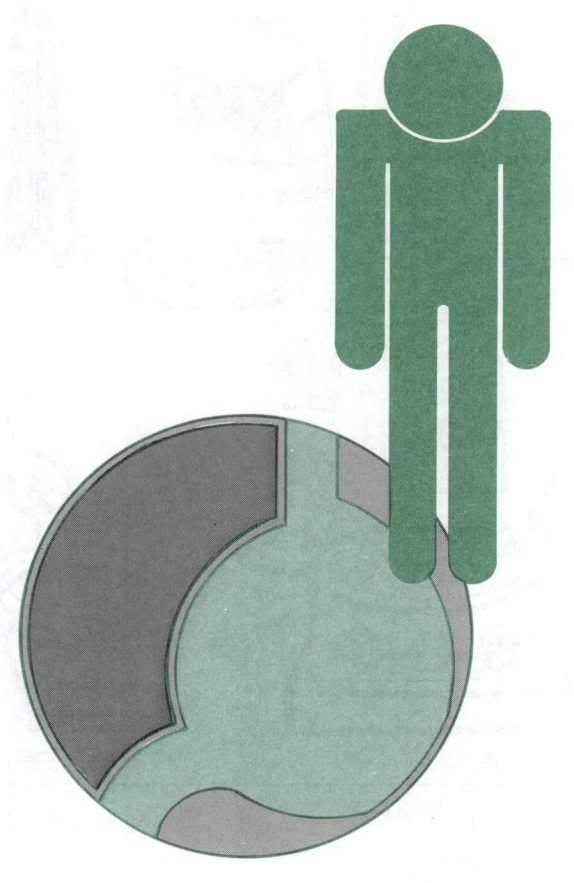

위 염(胃炎)

현대사회는 스트레스가 많고 위에 부담이 커서 위염을 일으키는 사람이 증가하고 있다. 위염이라 해도 위열(胃熱)이 심하게 일어나는 것, 정신적인 작용으로 일어나는 것 등 여러가지이다. 음식물이 인체에 끼치는 영향을 알고 먹도록 하자.

밀가루

부추

만두를 만든다

미초

125cc

초와 함께 볶는다

10~20cc

찧어서 즙을 만든다

위염에 효과가 있는 음식물은 무우, 마늘, 귤, 참깨, 벌꿀, 부추, 당근, 생강, 밀 등이다.

• 무우(辛, 甘, 寒)—중국의 고전에는 「곡물을 소화하고 위장을 조화시킨다」고 기록되어 있다.

▷ 무우 간 것을 적당량 먹는다. 위하수의 사람 등 위가 냉한 타입의 사람은 삶은 무우를 먹도록 하면 좋다.
• 마늘(辛, 溫)―마늘은 많이 먹으면 장의 연동운동을 억제하는 작용이 있어 소량이라야 운동을 왕성하게 한다.
▷ 마늘 1개를 잘 구어서 벌꿀과 섞어 천천히 먹는다. 위염으로 구토가 있을 때에 잘 듣는다.
• 귤(皮-苦, 溫)―위염에 사용하는 것은 껍질을 잘 건조시킨 진피이다.
▷ 진피(陳皮)를 볶아 분말로 하고 1회 6g을 소량의 벌꿀에 가해서 먹는다.
• 부추(甘, 辛, 溫)―부추는 보온하는 작용이 있기 때문에 위장이 냉해서 활동이 나쁘다든가 궤양성으로 출혈을 수반하는 데에 잘 듣는다.
▷ 부추의 즙을 10~20 ml 마신다. 위의 만성통증을 멈추게 한다.
• 당근(甘, 辛, 微溫)―당근은 대단히 영양가가 많은 야채로 오장을 덥히고 윤택하게 하는 작용이 강하므로 소화불량에 좋다.
▷ 당근을 달여서 매일 먹는다.
• 참깨(甘, 平)―중국의 고전에는 「신체가 약해 마르고 쉽게 피곤해지는 것을 보한다」고 되어 있다.
▷ 흰 깨를 노랗게 될 때까지 식초 1잔으로 달여서 마시면 위의 통증이 없어진다.
• 밀(소맥)(甘, 微寒)―중국의 고전에는 「설사를 멈추고 위를 부드럽게 하며 소아의 경련성 발작을 멈추게 하고 소화를 촉진하며 치질을 치유한다」고 쓰여 있다.
▷ 소맥분(밀가루)으로 만두를 만들고 미초(米酢) 125 cc 와 함께 볶아 노랗게 된 것을 1회에 9~15 g씩 1일 2회 먹는다.
• 생강(辛, 溫)―냉에 의한 위통에 잘 듣는다.
▷ 생강 6 g을 열탕에 넣고 벌꿀을 가해 마신다.

위무력증·위하수

위하수는 위를 지탱하고 있는 막이 밑으로 쳐진 것으로 대부분은 내장 자체의 하수와 함께 일어난다. 위무력증은 위의 활동이 둔해져서 여러가지 위장증상을 일으킨다. 쌍방 모두 오심(惡心), 구토(嘔吐), 식욕부진, 트림 등의 증상을 호소한다.

무화과

건조시킨 것을 잘게 썬다

생강 6g

약간 탈 정도로 볶는다

벌꿀

꿀을 가해서 마신다

소량의 꿀

열탕

탕을 붓는다

위무력증, 위하수를 위한 음식물은 무우, 토마토, 참마, 생강, 무화과 등이다.

• 무우(辛, 甘, 寒)—소화능력이 떨어진 위에는 무우 간 것이 소화를 돕는다.
▷ 식사 때에 무우 간 것을 먹는다.
• 토마토(酸, 微甘, 寒)—소화불량이나 식욕부진에 좋은 음식물이나 대량으로 먹으면 몸을 냉하게 하므로 냉증인 사람에게는 부적당하다.
▷ 토마토쥬스를 1회에 반 컵씩 1일 2~3회 마신다.
• 참마(甘, 平)—중국의 고전에서는 「비위(脾胃)의 상처를 관리하고 허약함을 보하며 한열(寒熱)의 사기를 제거하고 기력을 더해주며 기육(肌肉)을 튼튼하게 한다」고 기록되어 있다. 그 때문에 자양강장, 소화의 촉진, 허약체질의 다한(多汗) 등에 효과가 있을 뿐 아니라 당뇨병이나 야간배뇨 과다에도 잘 듣는다.
▷ 참마를 달여서 부수고 호두 부순 것을 섞어 참마죽을 쑤어 매일 먹으면 좋다. 약간의 꿀을 섞어 달게 하면 어린이가 쉽게 받아 먹는다.
• 생강(辛, 溫)—중국의 고전에는 「비위를 돕고 제물(諸物)의 독을 해독한다」고 되어 있다. 냉한 위장을 덥히는 작용에 좋은 것으로 냉증으로 식욕부진을 일으키기 쉬운 타입의 사람에게 효과가 좋다.
▷ 생강 6g을 열탕에 넣어 꿀을 가해서 마신다.
• 무화과(甘, 平)—중국의 고전에는 「위장의 활동을 좋게 하고 설사를 멈추게 하며 오치(五痔)와 인후통을 치유한다」고 기재되어 있다. 즉 위장약으로서의 작용이 있다는 것이다.
▷ 과일을 건조시켜서 잘게 자른 것을 볶아서 절반쯤 태운 후에 소량의 꿀을 가해 탕을 부어 차 대신에 마신다.
• 당근(甘, 辛, 微溫)—위염의 항목에서 기술한 효과와 같이 위를 강하게 하는데 작용한다.
▷ 당근을 달여서 매일 한 번씩 먹도록 한다.

위·십이지장궤양

위·십이지장궤양은 위나 십이지장의 점막상피(粘膜上皮)가 손상되고 또한 병이 진행되어서 점막하조직에까지 미친 것을 말한다. 스트레스가 많이 쌓인 현대인에 흔히 볼 수 있는 병이다. 증상으로서는 궤양부위의 동통, 가슴앓이, 트림 등이 있고 토혈, 타르양변(樣便) 등을 일으킨다.

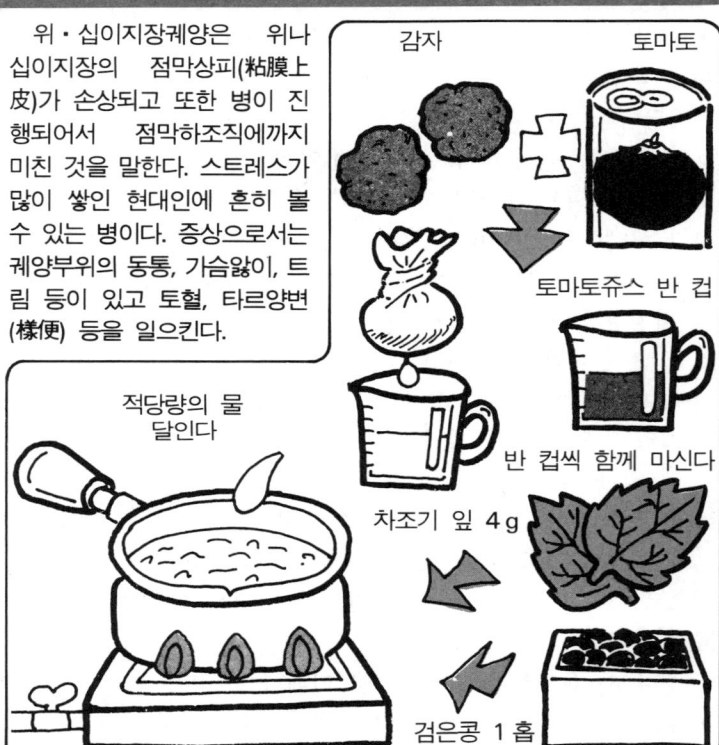

위·십이지장궤양에 효력이 있는 음식물은 감자, 토마토, 무화과, 꿀, 차조기, 연 등이다.

• 감자(甘, 平)—신선한 감자를 짠 즙에는 진경작용(鎭痙作用)이 있는 아트로핀을 포함하고 있으므로 위·십이지장궤양 등의 통증을 멈추는데 효과가 있다. 이 감자의 생즙작용에 대해서는 옛

날부터 독일에서도 잘 알려져 있다.
▷ 신선한 감자를 잘 씻고 싹을 따내고 헝겊에 싸서 즙을 내어 그 즙을 1 회 1~2 스푼, 1 일 2 회 공복시에 마신다.
▷ 감자를 얇게 슬라이스해서 표면이 까맣게 되도록 태운 것을 1 일 2~3 조각 먹는다.
• 토마토(酸, 微甘)—토마토에도 감자의 생즙에 함유된 성분과 같은 아트로핀과 비슷한 성분이 함유되어 있다.
▷ 토마토쥬스와 감자의 즙을 반컵씩 함께 마신다.
• 무화과(甘, 平)—무화과는 위장의 활동을 촉진시키는 작용이 있다.
▷ 위약의 사용방법과 같다. 과일을 건조시키고 잘게 썬 것을 볶아 반쯤 태운 것에 소량의 꿀을 가해 탕을 부어 차 대신에 마신다.
• 벌꿀(甘, 平)—벌꿀에는 여러 가지 효과가 있음이 알려져 있으나 위·십이지장궤양에도 잘 듣는다.
▷ 벌꿀을 달여서 덥힌 것을 1 일 3 회, 식전의 공복시에 1 수저 마시면 좋다. 2~3 주일간으로 궤양이 축소한다.
• 차조기(辛, 溫)—중국의 고전에서는 「생잎은 일체의 어육(魚肉)의 중독을 치유한다. 또 일반적으로 위 및 대소장의 활동을 활발하게 하고 복통, 설사를 치유한다」고 기재하고 있다.
신경성의 건위제로서는 발군의 효과를 발휘한다.
▷ 차조기의 잎 4 g, 검은콩 1 홉을 적당량의 물로 달여서 마신다. 위·십이지장궤양의 토혈(吐血)에 좋다.
• 연(甘, 平)—연의 마디에는 강한 지혈작용이 있으므로 토혈에 잘 듣는다.
▷ 연의 마디에 설탕을 가하고 헝겊으로 짠 그 즙을 수시로 마신다.

간염 (肝炎)

간장은 인체 속에서 최대의 장기(臟器)로 생명의 유지상 대단히 중요한 위치에 놓여 있다. 간장병 중 가장 많은 것이 간염으로 그 원인에 의해 A형, B형, 비(非) B형, 알코올성 등으로 나뉘어진다. 증상은 식욕부진, 구토, 미열, 두통, 황달, 권태감 등이다.

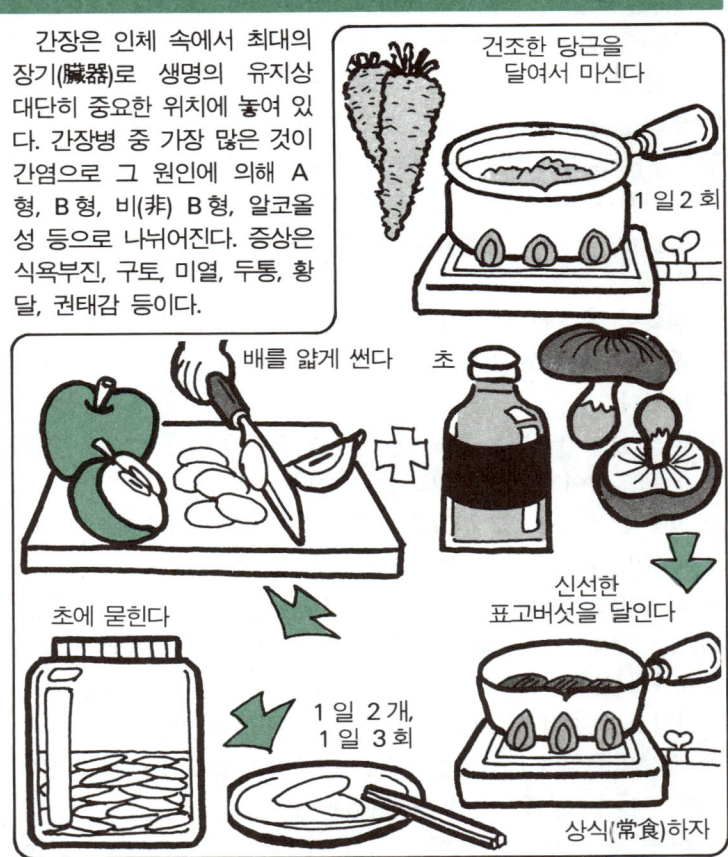

간염에 좋은 음식물은 당근, 표고버섯, 수박, 복숭아, 배, 동아(冬瓜) 등이다.

• 당근(甘, 辛) — 중국의 고전에는 「홍분을 갈아앉히고 중(中)을 보하며 흉부 및 위장의 활동을 촉진하고 오장을 편안히 하며

식욕을 증진시키니 이익은 있어도 해는 없다」고 쓰여 있다.
▷ 건조한 당근 120 g 을 달여서 1 일 2 회 마신다. 1 주일간 계속 마시면 급성간염의 황달에 잘 듣는다.
• 표고버섯(甘, 平)—중국의 최근 실험에서 간염에 유효하다고 보고되어 있다.
▷ 신선한 표고버섯을 달여서 상식(常食)한다.
• 수박(甘, 凉)—간염, 황달 등으로 발열하여 목안이 타는 듯이 마르는 데에 사용된다. 복수(腹水)나 부종이 있을 때에 효과가 있는 복용법은 다음과 같다.
▷ 수박 흑상(黑霜)을 1 회 3 g, 1 일 2 회 먹는다. 수박 흑상은 수박 꼭지부분을 자르고 속을 도려내어 그 안에 마늘을 넣고 잘라낸 부분으로 뚜껑을 덮고 종이로 싸서 다시 진흙으로 굳힌 것을 불속의 재에 하루동안 파묻어 두었다가 바삭바삭하게 건조한 껍질 부분을 분말로 해서 만든다.
• 복숭아(酸, 甘, 微溫)—복숭아는 열매나 잎을 니복(內服), 외용(外用)으로 여러 질환에 사용되고 있으나 간염의 황달에 사용하는 것은 꽃이다.
▷ 복숭아의 꽃 3 g, 인진고(茵蔯蒿-쑥의 애잎) 3 g 을 물로 달여서 마시면 효과가 있다.
• 배(甘, 微酸, 寒)—중국에서는 옛날부터 염증을 누그러뜨리는 작용이 있음을 알고 있었으므로 이용해 왔다. 한방약에도 그 성질을 이용한 것이 여러개 있으나 설리고(雪梨膏), 설리장(雪梨漿) 등이 그 대표적이다.

그러나 배는 몸을 차게 하는 작용이 강하기 때문에 위장이 냉해서 곧 설사를 일으키는 타입의 사람, 산후에는 적합하지 않다.
▷ 배를 얇게 썰어서 초에 묻힌 것을 먹으면 간염의 황달에 좋다. 1 회에 2 쪽, 1 일 3 회씩 나누어 먹는다.

간경변 (肝硬變)

급성간염에 걸려서 그대로 만성간염으로 이어지는 경우가 있다. 그것이 심해지면 간경변이 된다. 간장이 굳어지고 배에 물이 고이고, 비장이나 음낭이 붓고 식욕부진이 되어 변비가 된다든가 설사를 하기도 한다.

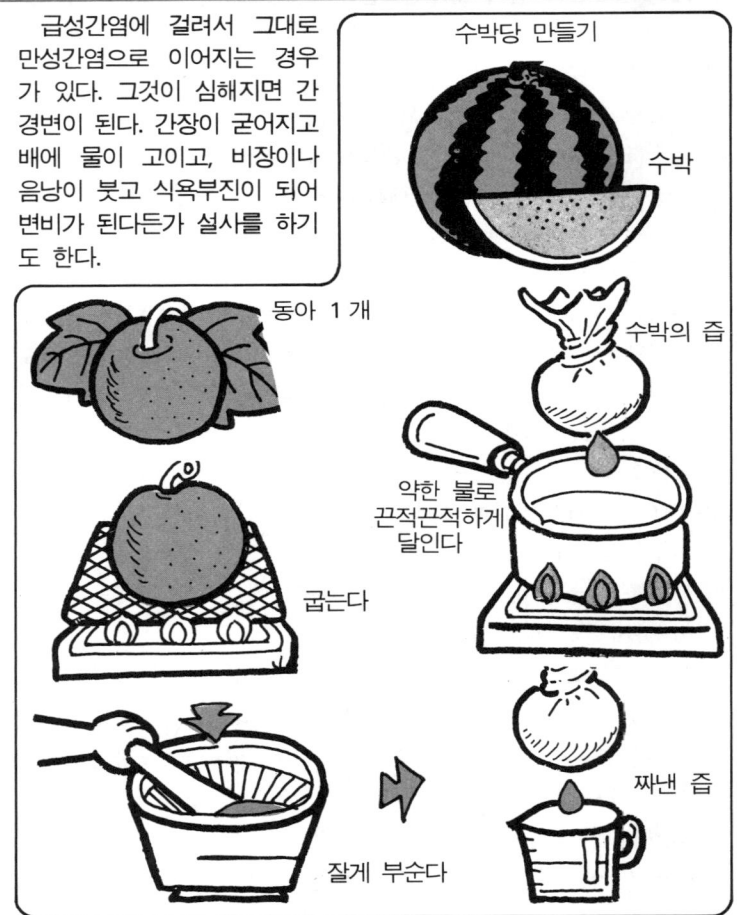

간경변에 좋은 음식물은 동아(冬瓜), 플룬, 원추리, 비파, 캄프리, 수박 등이다.

• 동아(甘, 寒)—동아(冬瓜)는 이뇨작용에 뛰어난 작용을 하므로 복수(腹水)나 부종을 치유하는데 많이 사용되고 있다.
▷ 헝겊으로 짜낸 즙을 1회 60 mg, 1일 3회에 나누어 마신다. 간경변으로 복수가 있을 때 잘 듣는다.
• 플룬(甘, 酸, 平)—최근 플룬이라는 건조과실(乾燥果實)이 건강식품으로서 각광을 받고 있다. 중국에서는 자두에 해당하며, 고전에서는 「간에 속하고 간병에 많이 사용하여 치유한다」「간경변에는 오얏(李)이 좋다」고 기술되어 있다.
▷ 신선한 자두를 먹으면 간경변에서 복수가 찼을 때 좋다.
• 원추리(甘, 平)—주성분인 그리틸리친이 간장에 대하여 뛰어난 작용을 미치고 있다.
▷ 짙게 달여서 차 대신에 매일 마시면 좋다.
• 비파(甘, 平)—일본에서는 옛날부터 비파의 엽차는 서민 사이에서 호흡기계통의 병이나 소화기계통의 병에 효과가 있다며 대단히 인기가 있었다. 현재도 일부의 애호가에게 계승되어 오고 있다.
▷ 비파의 잎을 건조시켜서 달이고 하루에 몇 회로 나누어 마시면 약한 간기능을 회복시켜 준다.
• 캄프리(甘, 苦, 平)—지치과의 다년초로 칼슘이나 비타민류가 풍부하다. 누구나 재배하기가 간편하나 농약, 화학비료를 사용하지 않아야 한다.
▷ 캄프리의 잎을 건조시켜서 분말로 한 것을 먹는다.
• 수박(甘, 涼)—수박에는 뛰어난 이뇨작용이 있어 복수나 부종을 잘 치유시킨다. 그러나 수박은 여름에만 재배되기 때문에 수박당(糖)이라는 것이 연구개발 되었다. 수박당은 수박의 즙을 그릇에 넣어서 약한 불로 달여서 농축시킨 것이다. 이것을 먹으면 이뇨작용도 증가되고 부패도 방지할 수가 있다.
▷ 수박당을 만들어 1스푼씩 1일 3회로 나누어 먹는다.

소화불량(消化不良)

위나 장이 허약한 체질의 사람은 과식, 스트레스 등으로 소화불량을 일으키기 쉬운 것이다. 구토, 설사 등의 증상이 나타나고 몸에 활력이 없어지며 식욕이 부진해진다. 단순한 소화불량의 경우는 2~3일로 회복된다.

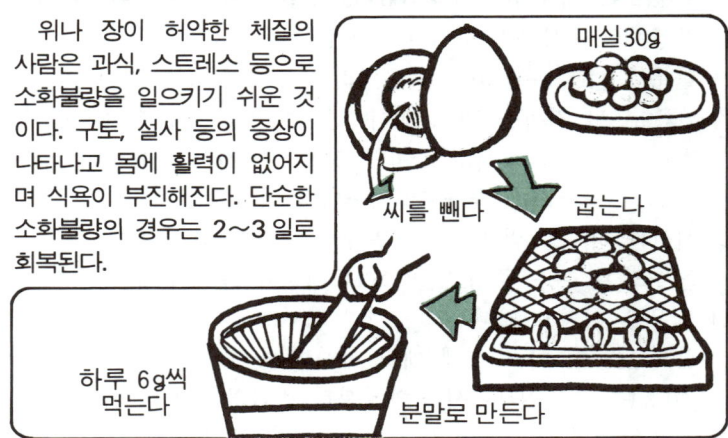

소화불량에 좋은 음식물은 보리, 매실, 무우, 토마토 등이다.
- 보리(鹹, 微寒)—위가 매달리는 것같은 사람에게 좋다.
▷ 보리의 눈 30g, 닭의 위대(胃袋) 30g을 볶아서 분말로 만들어 하루에 3회 마신다.
- 매실(酸, 平)—정장작용(整腸作用)이 강하므로 설사, 구토, 식욕부진에 잘 듣는다.
▷ 오매(烏梅) 30g의 핵을 제거하고 볶아서 분말로 만들어 하루에 6g씩 마신다.
- 무우(辛, 甘, 寒)—위장의 소화작용을 도우므로 소화불량일 때에 사용한다. 위가 냉해 있는 경우는 달이고 위에 열을 갖고 있는 경우는 날 것으로 먹는다.
▷ 무우를 강판에 갈아서 먹든가 끓여서 먹는다.
- 토마토(酸, 微甘, 寒)—소화불량 및 식욕부진에 잘 듣는다.
▷ 토마토쥬스를 1회 반 컵, 하루에 2~3회로 나누어 마신다.

순환기계의 병

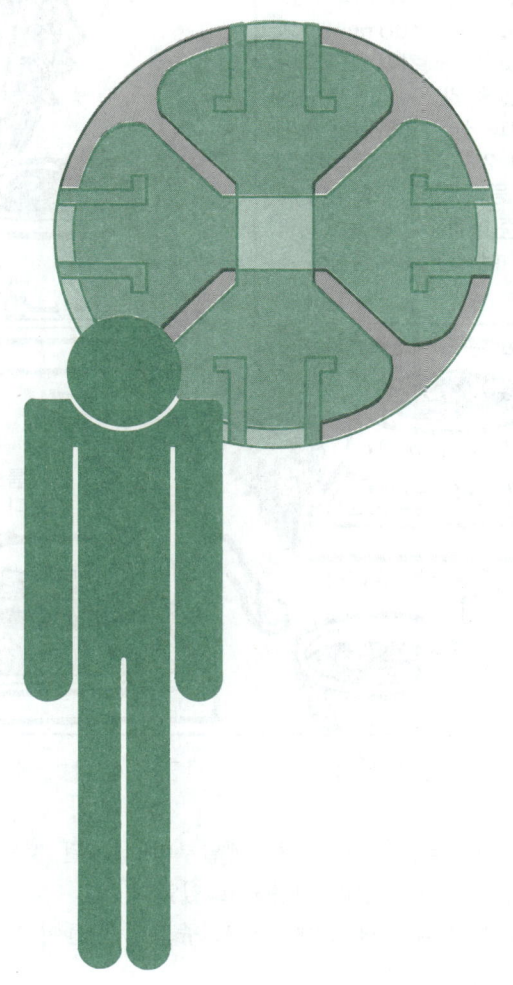

고혈압(高血壓)

보통 고혈압증이란 최저 90 mmHg, 최고 160 mmHg 가 넘는 것을 가리킨다. 고혈압에는 원인을 알 수 없는 본능성 고혈압과 신질환(腎疾患) 등에 의해서 2 차적으로 혈압이 있는 것 등이 있다. 고혈압이 되면 두중(頭重), 어깨결림, 이명(耳鳴), 현기증 등의 증상을 호소한다.

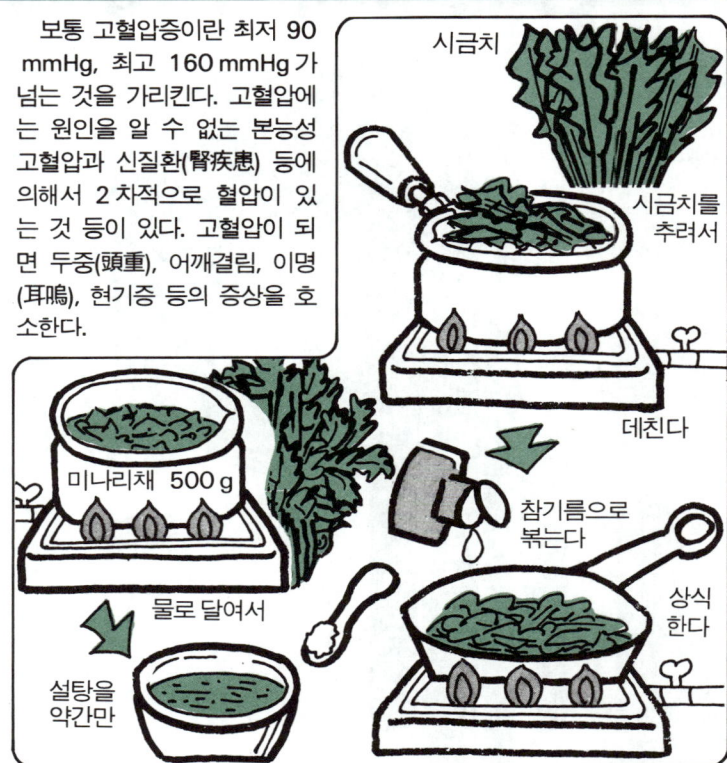

고혈압에 좋은 음식물은 당근, 시금치, 미나리, 오이, 목이버섯, 다시마 등이다.

- 당근(甘, 辛)—중국에서는 옛날부터 상기된 것을 갈아앉히는 작용이 있다하여 널리 사용되고 있었다.
▷ 당근을 1 회에 90~100 g 짜서 쥬스로 만들어 1 일 2~3 회로 나누어 마신다.

• 시금치(甘, 寒)—시금치는 영양이 풍부한 야채로서 유명하다. 섬유소를 많이 포함하고 비타민 A, B, C 와 철분도 풍부하다.
▷ 시금치를 잘 씻어 참기름으로 볶은 것을 상식(常食)한다.
• 미나리(甘, 涼)—현대의 중국에서는 미나리의 약효에 대하여 첫째 간기능의 이상항진(異常亢進)을 조절하고 혈압을 내리는 강압작용이 있다는 연구 결과가 발표되고 있다. 더구나 부작용이 없으므로 한번쯤 시도해보는 것도 좋다.
▷ 미나리채 500 g 을 물로 달이고 그 수프에 설탕을 조금 가해서 차 대신으로 마신다.
▷ 미나리채(菜) 250 g, 대추 10 개를 달여서 수프로 마시고 대추는 먹는다.
• 오이(甘, 寒)—강압작용(降壓作用)은 최근의 중국에서 발견한 것으로 오이의 덩굴을 사용한다. 중국에서는 제제(製劑)로 되어 있다.
▷ 오이의 덩굴 100 g 을 달여서 짙은 액(液)을 1 회 30 cc, 1 일 2~3 회로 나누어 마신다.
• 목이버섯(甘, 平)—목이버섯의 주된 효용은 혈액의 정화작용으로 동맥경화, 고혈압증, 치질, 부인과 계통의 질환 등에 잘 들어 많이 사용되고 있다.
▷ 검은 목이버섯 3 g 을 하루밤 물에 담그어두고 1 시간 정도 삶아서 그것에 적당량의 설탕을 가해 밤에 잠들기 전에 복용한다. 급할 때는 하루밤 물에 담그어두는 대신에 미지근한 물에 2 시간 정도 담그어두어도 된다.
• 다시마(鹹, 寒)—다시마는 갑상선종(甲狀腺腫), 임파결절(結節) 등에 잘 듣는다. 그리고 혈압강화작용에도 옛날부터 널리 알려져 있다.
▷ 다시마를 말려서 분말로 만들어 1 회에 3~4 g 씩 하루에 3 회 먹는다. 3 개월 정도 지속할 필요가 있다.

심장신경증 (心臟神經症)

이것은 신경증의 일종으로 심장의 기질 자체는 아무 이상이 없는데도 갑자기 가슴이 답답해진다든가, 동계(動悸)가 일어나는 증상을 호소하는 경우이다. 자율신경의 실조에 의해 일어난다고 생각되며 신경질인 사람이나 갱년기 여성에게서 흔히 볼 수 있다.

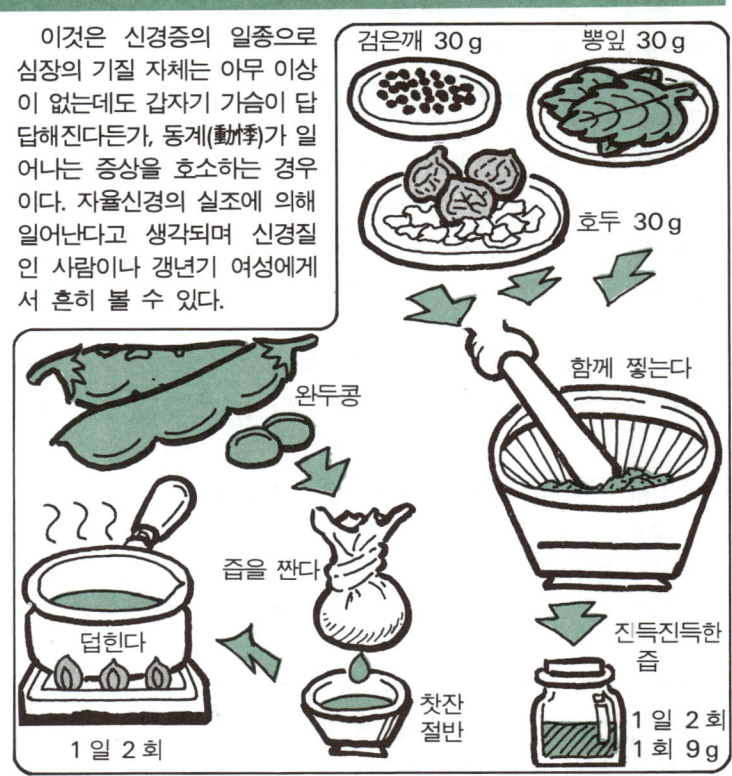

심장신경증에 좋은 음식물은 차조기, 망우(忘憂), 호두, 검은깨, 완두콩, 차 등이다.

• 차조기(辛, 溫)—차조기는 신경증에 잘 듣고 차조기의 잎을 포함한 반하후박탕(半夏厚朴湯)이라는 한방약은 히스테리성의 사람에게 사용하는 것이다.

▷ 차조기의 잎이나 열매를 식사 때에 상식하도록 한다.

순환기계의 병 37

* 망우채(忘憂菜)(甘, 涼)—망우채는 글자 그대로 정신불안증이나 불면증의 치료에 많이 사용되고 있으며, 특히 쉽게 지치고 초조해하는 사람에게 잘 듣는다.
  망우채의 건조한 것은 중화요리 재료매장에 있다. 요리할 때는 망우채를 조금 물에 적셔 원상태로 하는데 그 때 적신 물이 검게 된다. 이것은 철분이 나왔기 때문이다. 이 물은 버리지 말고 사용하도록 한다.
▷ 망우채를 다량으로 사용해서 수프를 만들어 매일 먹는다.
* 호두(甘, 溫)—최근 중국에서는 불면증이나 신경쇠약에 대한 효과가 인정되고 있다.
▷ 호두 3 g, 검은깨 30 g, 뽕잎 30 g 을 절구에 쩌서 그것을 1 회에 9 g 씩 하루에 2 회로 나누어 먹는다.
▷ 하루에 두 개씩 호두를 먹는다.
▷ 호두 30 g 을 가루로 만들어 소량의 설탕을 넣고 1 일 3 회로 나누어 탕을 부어서 마신다.
* 검은깨(甘, 平)—참깨는 비타민 E 를 대단히 많이 함유하고 있으므로 심장병의 예방이나 고혈압에 잘 듣는다.
▷ (전항의 호두를 참고하기 바란다)
* 완두콩(甘, 平)—중국의 민간요법에서 고혈압, 심장병에 사용하고 있다.
▷ 완두콩을 짠 즙을 1 회에 찻잔으로 반씩 덥혀서 마신다. 하루에 2 회로 나누어 마신다.
* 차(茶)(甘, 苦, 微寒)—영서선사(榮西禪師)가 쓴 『끽차양생기(喫茶養生記)』에 「오장중에서 심장을 주로 보하고 심장을 건립하는 법, 끽차 이에 묘술이 있다」고 기술하였다.
  차에는 심실(心室)의 수축을 증강시켜 이뇨를 촉진하고 부종을 제거하는 작용이 있다.
▷ 녹차를 마신다.

저혈압 (低血壓)

최고혈압이 100 mmHg 이하의 사람을 저혈압이라고 하는데 원인을 알 수 없는 것이 대부분이다. 저혈압증은 고혈압증과 달라서 걱정할 정도로 위험한 병은 아니다. 피곤하기 쉽고 권태감이 남는 두통, 현기증이 일어나는 등의 증상이 있으며 본인은 대단히 고통스러운 병이다.

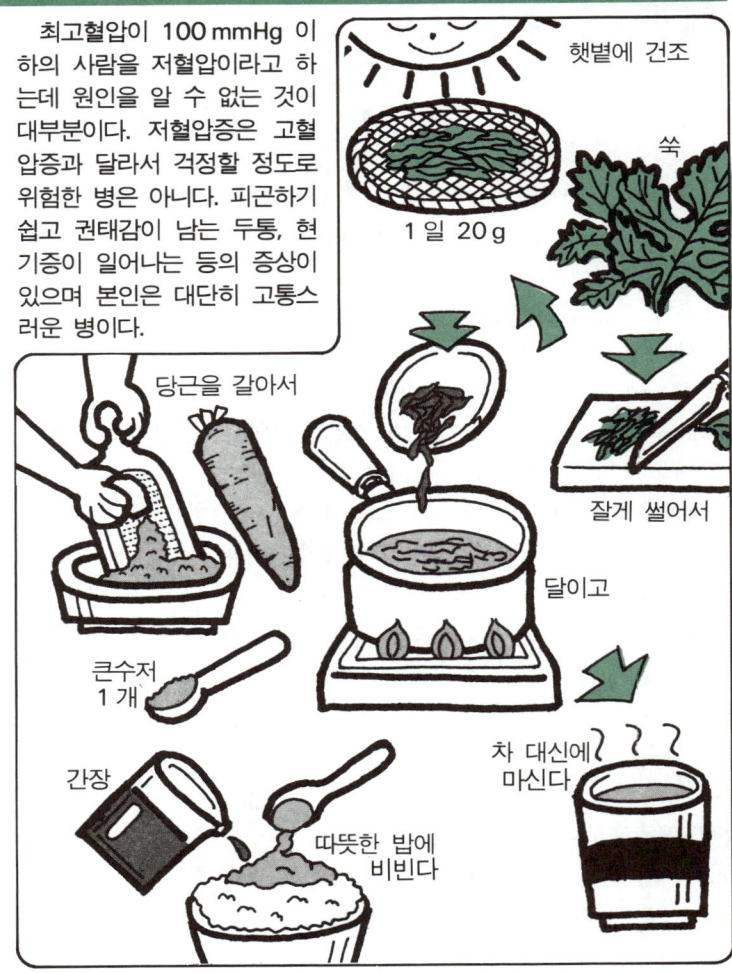

저혈압에 좋은 음식물은 쑥, 리버(간), 당근, 망우채, 마늘, 무우

등이다.
- 쑥(辛, 苦, 溫)—저혈압으로 쉽게 피곤해지고 현기증이 일어나는 증상을 제거하는데 적합하다고 한다.
▷ 쑥잎을 여름에 따두었다가 잘게 썰어서 햇볕에서 건조시킨다. 이것을 20g 달여서 차 대신에 마신다(1 일량).
▷ 건조한 것 100g 을 목면자루에 넣고 욕제(浴劑)로서 사용한다. 욕제는 물안에 넣어둔다.
- 리버(간)(甘, 苦, 溫)—간에는 혈(血)을 증진시키는 작용이 있으므로 저혈압인 사람에게 권하고 싶은 음식물이다.
▷ 1주일에 1~2번, 식사에 간요리를 만들어서 섭취할 것.
- 당근(甘, 辛, 微溫)—중국에서는 무우가 폐열(肺熱)을 맑게 하고 당근은 혈을 보한다고 한다.
▷ 당근채 썬 것을 큰 수저 1개분, 따뜻한 밥위에 얹어 간장을 쳐서 먹는다.
- 망우채(甘, 涼)—망우채는 철분을 대단히 풍부하게 함유하고 있는데 그것은 철분을 많이 함유하고 있다는 시금치의 약 10배나 된다. 저혈압이나 빈혈증에 많이 사용되고 있다.
▷ 망우채를 기름으로 볶든가 즙으로 만들어 매일 먹는다.
- 마늘(辛, 溫)—마늘의 약효는 풍사를 비롯하여 여러가지로 쓰인다고 알려져 있으나 저혈압인 사람에게도 잘 듣는다.
▷ 강판에 간 마늘 한 뿌리를 잘 볶아서 검은깨 1홉을 거기에 잘 섞어 꿀 180cc 와 함께 구멍이 넓은 병에 넣어 냉암소에 1개월 정도 잠재워둔다. 이것을 팥 크기로 환(丸)을 만들어 1일 2회, 더운 물에 타서 마신다.
- 무우잎(辛, 苦, 平)—무우잎은 간엽(干葉)이라 하여 욕제로서 유명하다. 몸을 덥히는 작용이 있으므로 수족의 냉감이 있는 사람에게 권하고 싶은 방법이다.
▷ 탕 속에 말린 무우잎을 넣고 매일 입욕한다.

뇌졸중후유증 (腦卒中後遺症)

뇌졸중의 예방은 동맥경화나 고혈압을 치유하는 것이 중요하다. 동맥경화나 고혈압증인 사람은 평상시의 생활 속에서 잘 양생(養生)하고 만의 하나, 발작이 일어나면 의사가 도착할 때까지 움직이지 않도록 한다. 후유증이 남았을 때의 음식물을 중심으로 소개한다.

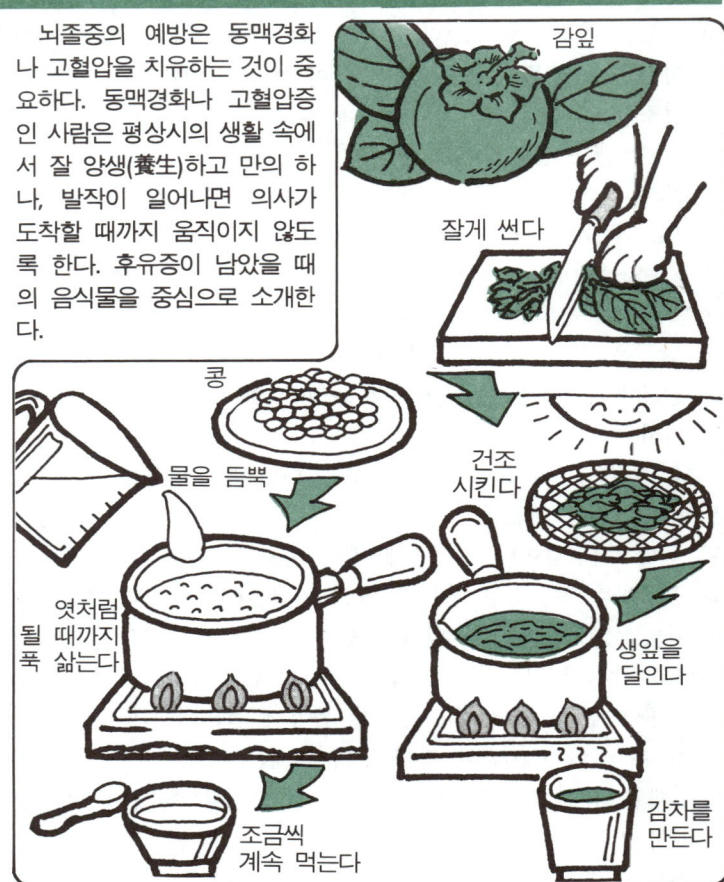

뇌졸중 후유증에 좋은 음식물은 미나리, 복숭아, 콩, 무우, 우엉, 감 등이다.

- 미나리(甘, 凉) ─ 현대의 중국에서는 미나리에 혈압을 내리는

작용이 있다고 한다. 그러므로 뇌졸중의 예방도 되고 후유증에도 효과가 있다.
▷ 신선한 미나리채 500g을 찧어 그 즙을 2회씩 나누어 마신다. 이것을 얼마동안 계속하면 후유증에 효과가 있다.
• 복숭아(桃仁―苦, 甘, 平)―도인이란 씨를 쪼개면 속에 있는 아몬드와 같은 것이다. 복숭아 속에서 가장 약효가 있다. 주된 작용은 몸 속의 고혈(낡은 피)을 없애고 피를 정화시키는 일이다.
▷ 도인(桃仁)을 수일간 술에 담그었다가 말려서 분말로 한 것을 작게 환(丸)을 지어서 1회 20환(개), 1일 2회 술로 마신다.
• 콩(甘, 平)―콩은 한방에서 신(腎)을 보양하는 중요한 곡물로 취급하고 있다. 콩 중에서도 검은콩이 약효에 뛰어난다고 한다.
▷ 콩을 듬뿍 물에 넣어 엿같이 되도록 잘 삶는다. 이것을 조금씩 계속 먹으면 뇌졸중으로 쓰러져 말을 할 수 없게 된 사람에게 대단한 효과가 있다.
• 무우(辛, 甘, 寒)―무우는 날것으로 먹으면 그 성질이 한(寒)이나, 달여서 먹으면 평(平)이 된다. 뇌졸중 후유증인 경우는 반드시 삶아서 먹도록 한다.
▷ 무우밥으로 해서 매끼마다 먹는다.
▷ 썰어서 말린 무우를 달인 즙을 마시면 뇌출혈 직후에 좋다.
• 우엉(甘, 寒)―우엉은 신진대사를 강화하고 혈액순환을 촉진하므로 뇌졸중의 예방에도, 후유증의 회복에도 뛰어난 효과가 있다.
▷ 우엉을 적당량 달여서 죽으로 하여 상식(常食)한다.
• 감(甘, 涉, 寒)―감은 열매, 종자, 꽃, 꼭지, 잎을 민간약으로서 사용되고 있다. 치출혈(痔出血) 등에는 열매를, 설사에는 꽃을 사용하나 뇌졸중 후유증에는 생잎이나 마른 잎을 말려서 차처럼 마시면 좋다.
▷ 감차(茶)나 생감의 잎을 달여서 마신다.

안저출혈 (眼底出血)

고혈압이나 동맥경화로 눈 안쪽의 망막에 출혈을 일으키는 병이다. 출혈이 심하면 시력장해가 일어난다든가 대량의 경우는 실명하는 수도 있다. 당뇨병성 망막염(糖尿病性網膜炎), 신염성 망막염(腎炎性網膜炎)의 증상으로서 일어나는 수도 있다.

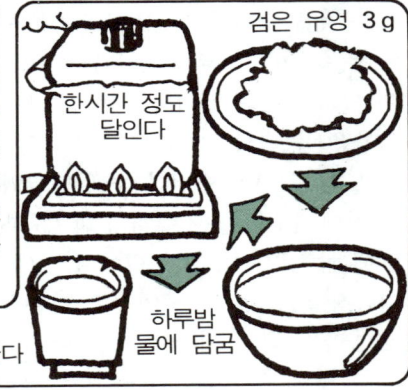

안저출혈에 좋은 음식물은 토마토, 목이버섯 등이다.

- 토마토(酸, 微甘, 寒)—최근의 중국 동물실험에서는 혈압강하 작용이 있다는 것을 알아냈다. 고혈압에 의한 안저출혈에 잘 듣는다.

▷ 매일 아침 공복시에 토마토를 1~2개 먹으면 좋다. 최저 15일간 계속하면 효과를 볼 수 있다.

- 우엉(甘, 平)—우엉은 혈액 정화작용에 효과가 있으므로 동맥경화, 고혈압의 안저출혈에 잘 듣는다.

우엉은 색깔에 따라 은이(銀耳), 설이(雪耳—白木耳), 흑목이(黑木耳), 황목이(黃木耳), 홍목이(紅木耳)로 분류되어 있으나 안저출혈에는 검은 우엉을 사용한다.

▷ 검은 우엉 3g을 하룻밤 동안 물에 담그어 두었다가 1시간 정도 달여서 그것에 적당량의 설탕을 가해 밤에 잠들기 전에 마신다. 급할 때는 하룻밤 물에 담그는 대신 미지근한 물에 2시간 정도 담그어 두어도 좋다.

비뇨기계의 병

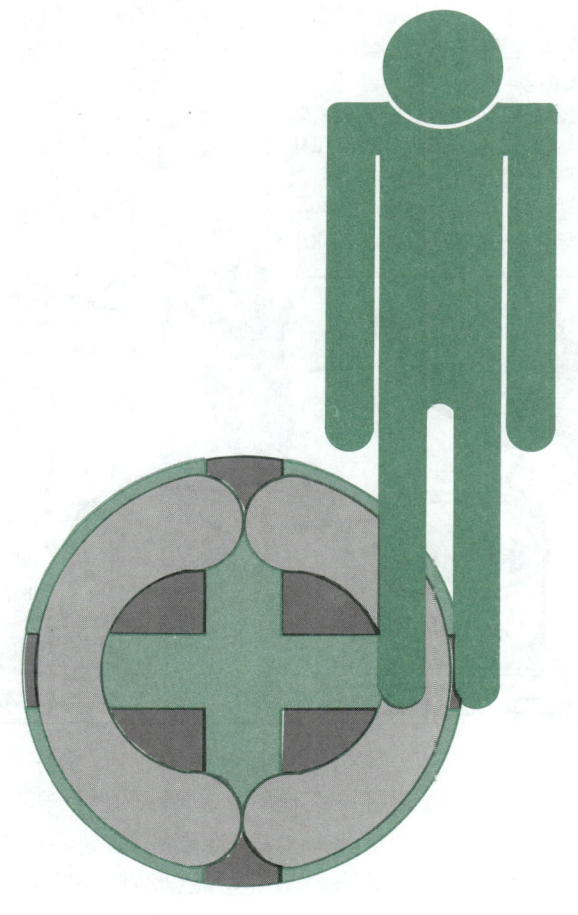

신염(腎炎)

급성신염은 젊은이에게 많으며 7~8할은 편도염 등의 용혈성 연쇄구균(溶血性連鎖球菌)의 감염에 의한 상기도(上氣道)의 염증 뒤에 일어난다. 급성신염의 일부가 만성화해서 만성신염이 되고 네프로제 증후군(症候群)을 일으키는 경우도 있다. 혈뇨(血尿), 단백뇨, 부종, 혈압상승 등이 나타난다.

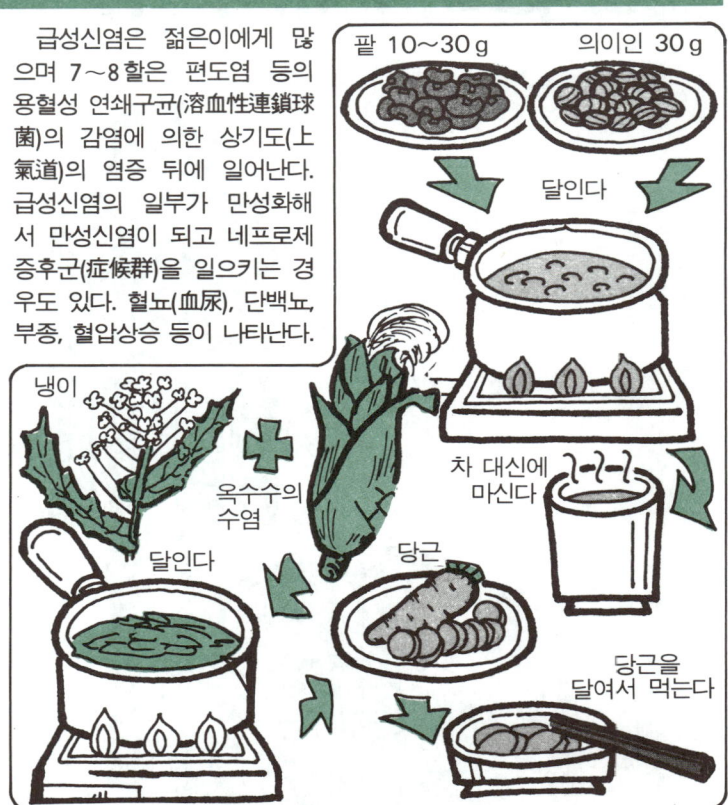

신염에 좋은 음식물은 당근, 콩, 수박, 팥, 율무 등이다.

• 당근(甘, 辛, 微溫)―중국의 고전에는「신과 명문(命門)―(생식기의 활동을 지탱하고 있는 기관)을 윤활하게 하고 기운을 왕성하게 하며 하복부를 덥히고 한(寒)과 습사(濕邪)를 제거한다」고 쓰여 있다. 신(腎)에 작용하는 좋은 음식물이다.

▷ 냉이와 옥수수의 수염을 함께 달여서 그 즙으로 당근을 달여 먹으면 효과가 있다.

• 콩(甘, 平) — 콩도 신을 보양하는 중요한 곡물로서 알려져 있다. 이뇨작용도 있으므로 신장이 약하고 부종이 나기 쉬운 사람에게 좋은 식품이다. 콩 종류 중에 약효로서는 검은콩이 으뜸이다.

▷ 콩을 삶아서 매일 먹도록 한다.

• 수박(甘, 凉) — 수박에는 우수한 이뇨작용이 있다. 그러므로 신염이나 방광염, 부종을 수반하기 쉬운 심장병이나 각기의 질환에 옛날부터 사용되어 왔다. 최근 중국의 연구에서도 수박의 당분에는 현저한 이뇨작용이 있음을 확인하고 있으며 수박에 함유된 소량의 염류도 신염에 대해서 효과가 있다는 것을 판명하고 있다.

▷ 수박즙이나 수박 껍질을 물로 달여서 마신다. 또는 수박 껍질을 달여서 농축하여 마셔도 좋다.

• 팥(甘酸, 平) — 팥은 옛날부터 이수약(利水藥)으로서 유명하다. 보통은 우려내기라 해서 처음에 달인 즙을 버리고 마시는데 약효를 기대하는 경우는 제일 먼저 달여낸 부분을 사용한다. 이것을 버려서는 약효가 없어진다.

▷ 1일분 30 g 정도를 3홉의 물로 30~40분 달여서 그 전액(煎液)을 1일 2~3회로 나누어 마신다. 잉어 한 마리를 넣어 달여서 잉어고기도 함께 먹으면 더욱 효과적이다.

• 율무(甘, 微寒) — 한방에서는 율무를 의이인(薏苡仁)이라고 한다. 이뇨작용이 강하기 때문에 신장병을 비롯하여 심장병, 각기병 등으로 붓기 쉬운 사람에게 달여서 즙을 마시게 하면 좋은 효과를 얻는다.

▷ 의이인 30 g에 팥 10~30 g을 가하여 달여두고 차 대신에 마신다.

요로결석 (尿路結石)

요로에 돌이 생겨서 쌓인다든가 걸려서 대단히 통증을 느끼는 병이다. 결석(結石)이 생기는 이유는 불명이나 소변에 피가 섞인다. 오심(惡心)·구토가 있는 외에 변이나 가스배출이 불가해져서 대단히 고통을 느낀다. 음식물만으로 발작을 치유한다는 것은 좀처럼 곤란하나 결석을 배출시키는 데 유효하다.

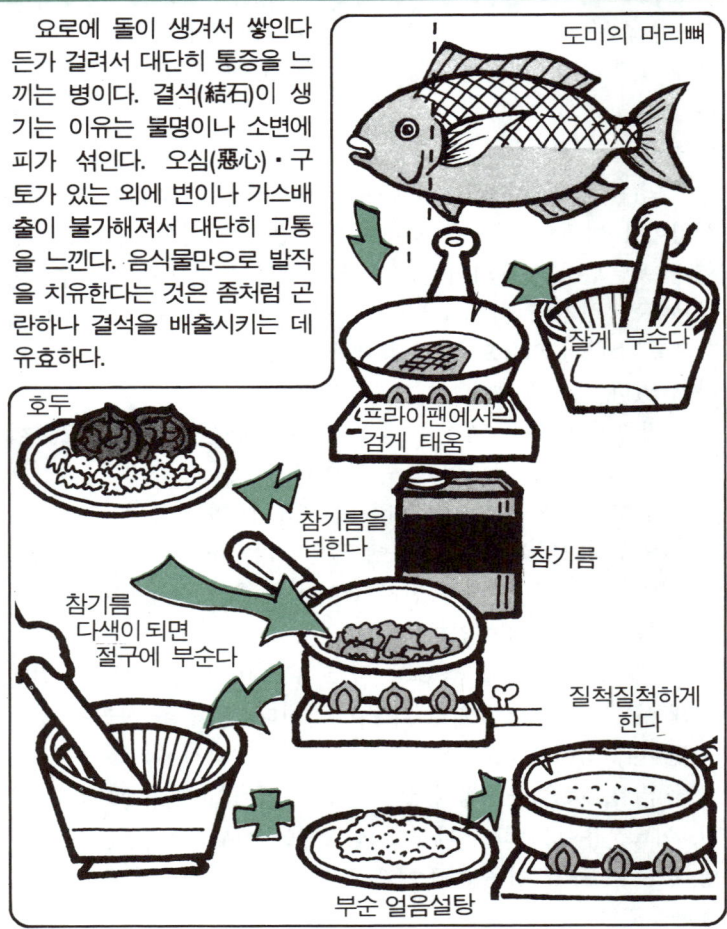

요로결석에 좋은 음식물은 호두, 도미의 뼈, 곤약 등이다. 이것은 식품은 아니나 한방약으로 사용되는 활석은 잘 듣는다.

* 호두(甘, 溫)―호두에는 신을 보하고 허리를 강화하는 작용이 있으므로 신허(腎虛)에 의한 허리나 무릎의 냉통, 빈뇨, 유정(遺精) 외에 비뇨기계의 결석에 사용된다.
▷ 호두와 설탕과 참기름을 같은 분량으로 사용한다. 먼저, 참기름을 덥혀두고 그 속에 호두를 넣고 다색으로 변하면 끄집어내어 잘 부순다. 얼음설탕도 잘 부수어 가루로 된 호두와 참기름을 합해서 질척질척한 상태로 한다. 이것을 1일 4~5회, 1회에 큰수저 2개를 먹는다.
(중국에서는 이 방법으로 복용 후 12시간 뒤에 결석을 배출한 예나 3~4일 후에 배출했다는 예가 있다)
* 도미의 뼈(甘, 平)―도미의 머리뼈를 사용한다.
▷ 도미의 머리뼈를 프라이팬에다 검게 태우고 이것을 부드럽게 부수어 1g 정도 식사 전에 마신다.
* 곤약(甘, 冷)―곤약은 고환의 결석을 없애는데 유명하다고 옛날부터 알려져 왔다. 방광염, 방광결석, 요로결석 등에 많이 사용되고 있다. 곤약의 95% 이상이 수분이나 우리가 곤약을 먹으면 소장까지는 분해되지 않고 대장에 와서 비로소 장내세균의 작용으로 분해되므로 한번에 대량의 수분이 대장으로 방출된다. 그 대량의 수분이 신장, 방광, 요로로 운반되어 이수(利水)작용을 하므로 결석에는 더없는 효과가 있다.
▷ 곤약을 많이 먹고 팥 1일량 30g을 달인 즙을 마신다.
* 활석(甘淡, 冷)―중국의 고전에는「열을 없애고 궁(窮)을 통하며 소변을 이롭게 한다」고 되어 있어 한방에서 많이 사용하고 있다. 활석에는 요를 윤활하게 나오도록 하는 작용이 있으므로 배뇨시에 통증, 오줌이 나오지 않는 데에 잘 쓰여지고 있다. 방광결석, 요로결석을 배출시키는 데에 잘 듣는다.
▷ 활석 15g를 부수어서 분말로 하고 1일 3회로 나누어 먹는다.

방광염 (膀胱炎)

방광염은 냉증이 있는 여성에 잘 걸리는 병이다. 원인은 대장균이나 포도구균 등에 의한 감염이며 치료 후에도 재발하기 쉬우므로 성가신 병이다. 증상으로서는 빈뇨, 배뇨시의 통증, 잔뇨감, 혈뇨 등이 있다.

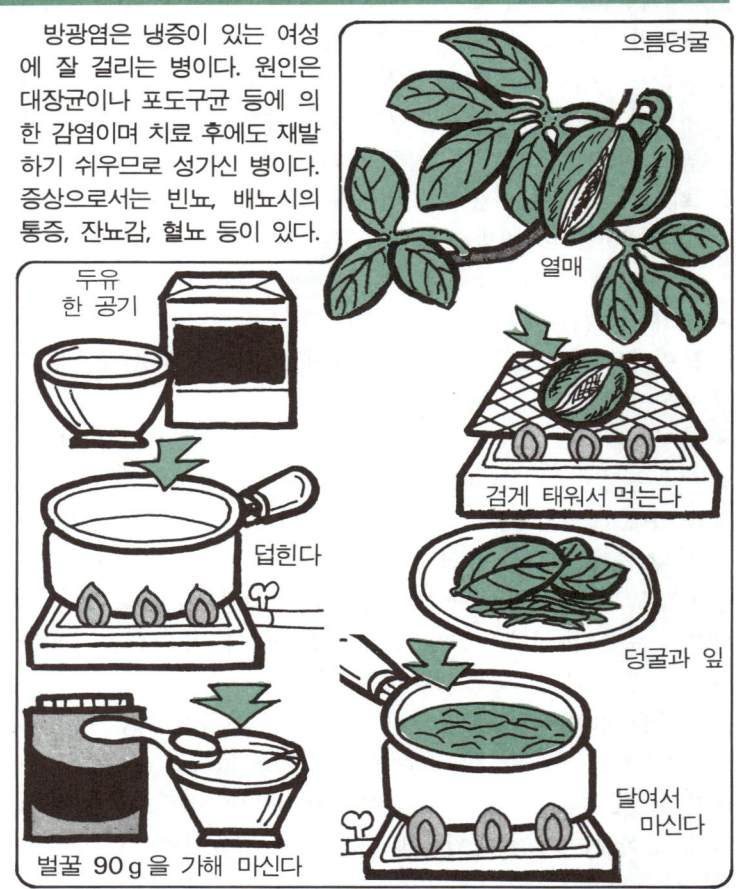

방광염에 좋은 음식물은 보리, 팥, 벌꿀, 전복, 감 등이다.

• 보리(鹹, 微寒)—보리는 쌀과 같이 주식의 곡물이 되는 것이다. 쌀은 보온작용이 강한데 비해 보리는 열을 제거하는 작용이

있다. 그러나 상식(常食)해도 냉증이 되는 일은 없으니 걱정할 필요는 없다. 현대와 같이 식사의 밸런스가 붕괴되기 쉬운 시대에는 백미만 먹기보다는 보리를 2~3할 섞은 밥이 훨씬 건강에 좋다.
▷ 보리를 적당량 달여서 생강즙과 꿀을 가해 마신다.
• 팥(甘酸, 平)—팥은 약도 되고 식품도 되는 의식동원(醫食同源)을 바탕으로 되어 있는 것이다. 현대의 중국 약물서(藥物書)에도 이수(이뇨)약으로 취급되어 있다.
　방광염으로 혈뇨가 생긴다든가 환부에 열을 갖고 있는 경우에 팥이 잘 듣는다.
▷ 팥과 긴파를 잘 볶아서 술에 넣고 그것을 덥혀 마신다.
• 벌꿀(甘, 平)—벌꿀은 열을 식히고 몸 각부의 건조감이나 번열감을 축축하게 하는 작용에 뛰어나다. 그러므로 헛기침이나 변비를 치유하는 데에 많이 쓰여지고 있으며 두유와 함께 마시면 방광염에 잘 듣는다.
▷ 두유 한 공기를 덥힌 것에 벌꿀 90g을 가해서 마신다.
• 으름덩굴(苦, 微寒)—으름덩굴을 한방에서는 목통(木通)이라 부르고 있다. 이뇨작용이나 항염증작용(抗炎症作用)에 뛰어나 있으며 소변을 이롭게 하고 습열을 제거한다. 그러므로 부종, 수종(水腫), 관절염, 관절류머티즘, 신경통 등에 사용되고 있다. 민간요법으로서도 부종, 방광염 등에 사용되고 있다.
▷ 덩굴과 잎을 함께 달여서 마신다.
▷ 으름덩굴의 열매를 검게 태워서 마신다.
• 감(甘, 涉, 寒)—감은 혈뇨를 비롯하여 치출혈(痔出血), 혈변(血便) 등 출혈성의 병에 많이 사용되고 있다. 그러므로 혈뇨를 수반하는 방광염에도 효과가 있다.
▷ 감의 씨 5~6개에 검은깨 4g를 가해 달여서 그 즙을 마신다. 오줌이 잘 나오지 않는 병에 좋다.

바세도우병

전립선비대는 고환에서의 정자와 더불어 정액을 만들어 내는 선(腺)조직이 부어오는 병으로 노화현상의 하나라고 전해지고 있는데 요도를 압박하여 소변이 나오기 어렵게 된다. 근본적인 치료를 위해서는 외과적 수술이 필요하나 증상을 경감시키기 위해 음식물 조절을 잘 해야 된다.

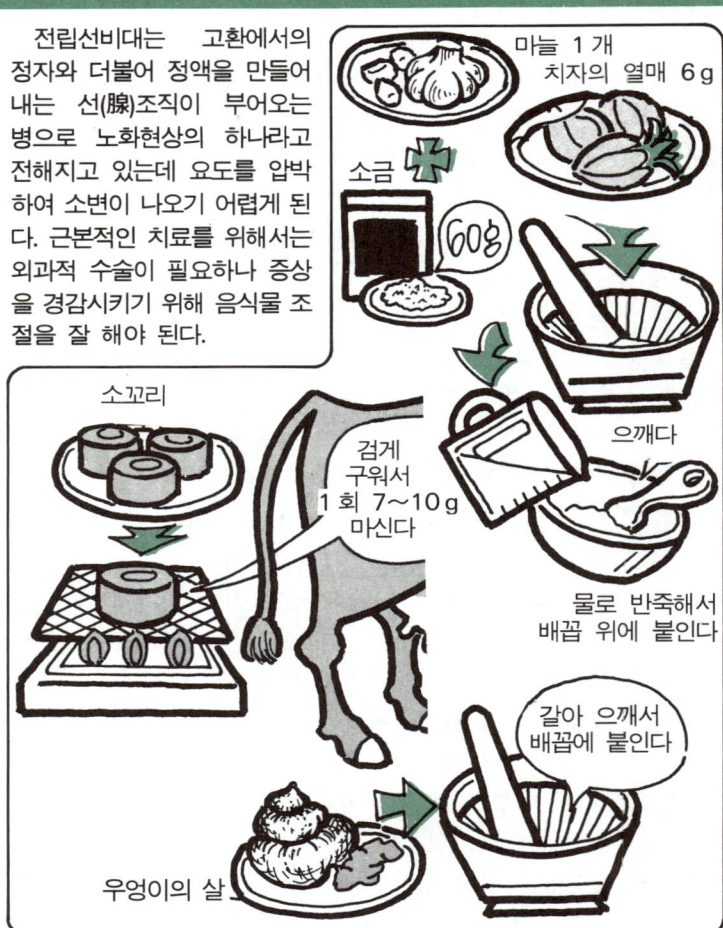

전립선비대에 좋은 식품은 소꼬리, 우렁이, 마늘, 파의 흰뿌리 등이다.

• 소꼬리(甘, 平)—소꼬리는 급작스레 소변 보기가 나빠졌을 경우에 효과가 있다. 신장병에는 소의 신장이 사용된다.
▷ 소꼬리를 검게 태워서 1회에 7~10g을 마신다.
• 우렁이(甘鹹, 寒)—우렁이는 옛날부터 소변이 나오지 않는 병에 사용되어 왔다. 그러나 이 경우는 먹는 것이 아니라 몸을 갈아서 으깨고 그것을 배꼽에 붙인다. 소변이 나오지 않아서 그 때문에 부종이 있는 경우에 효과가 있다.
▷ 우렁이의 몸을 갈아 으깨서 배꼽에 붙인다.
▷ 우렁이의 몸과 파의 흰부분을 갈아 으깨서 질척질척하게 하여 배꼽 아래에 붙인다.
• 마늘(辛, 溫)—마늘은 혈압강하작용, 장(腸)에 대한 작용, 전신에 활기를 불어넣는 작용, 연(鉛)중독에 대한 해독작용, 살균작용 등 많은 효용이 있어서 식품이나 약으로서 효과가 높은 것이다.
  마늘의 경우도 우렁이와 마찬가지로 전립선비대에는 먹는 것이 아니라 바르는 약으로서 사용한다.
▷ 마늘 1개, 소금 60g, 치자의 열매 6g을 부어 물로 반죽해서 배꼽 위에 붙인다.
• 파(辛, 溫)—파의 흰부분은 총백(葱白)이라 하여 한방약에 사용하고 있다.
  총백은 먹으면 맛이 맵고 덥히는 작용이 있어 발한시키므로 풍사를 치유한다든가 냉에 의한 복통을 치유하는 데에 사용된다.
  현대의 중국에서는 이밖에 위를 튼튼히 하는 작용, 담을 제거하는 작용 등을 알아냈다.
  전립선비대의 경우는 우렁이나 마늘과 마찬가지로 외용(外用)으로 사용되고 있다. 외용으로 사용될 경우에는 이 밖에도 이하선염(耳下腺炎), 목의 염증, 천식의 발작에도 쓰여지고 있다.
▷ 총백 500g을 으깨어 그것을 불에 쬐어 하복부를 습포한다. 차거워지면 다시 덥혀서 습포하면 좋다.

배뇨장해 (排尿障害)

배뇨장해는 전연 나오지 않는 경우와 일부 나오는 경우가 있다. 전립선비대, 방광결석 등이 있으면 요의(尿意)가 있어도 배뇨하기 어렵게 된다. 괄약근의 기능장해에 의하는 수도 있다. 원인이 되는 병이 확실할 때는 그 치료를 서둘러야 한다.

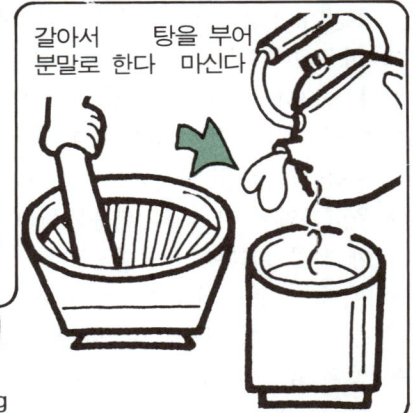

갈아서 분말로 한다 탕을 부어 마신다

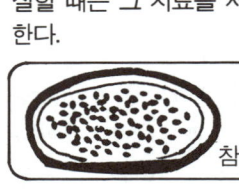

참깨 15g

배뇨장해에 좋은 식품은 마늘, 참깨, 완두콩, 수박 등이다.

- 마늘(辛, 溫)—소변이 나오지 않는 데에 효과가 있다.
▷ 마늘 1개, 소금 60g, 치자 열매 6g을 부어 물로 반죽해서 배꼽 위에 붙인다.
- 참깨(甘, 平)—참깨에는 대소변을 모두 좋게 하는 작용이 있다.
▷ 참깨 15g을 갈아서 분말로 하고 탕을 부어 마신다.
▷ 참깨 30g과 꿀 30g을 잘 섞어 달여서 질척질척하게 된 것을 먹는다.
- 완두콩(甘, 平)—소변 보기가 나쁘고 복만하는 경우에 좋은 식품이다.
▷ 완두콩을 많이 사용한 수프를 마신다.
- 수박(甘, 涼)—수박 껍질은 이뇨작용에 아주 좋다.
▷ 수박 껍질을 물로 달여서 사용한다.

내분비계의 병

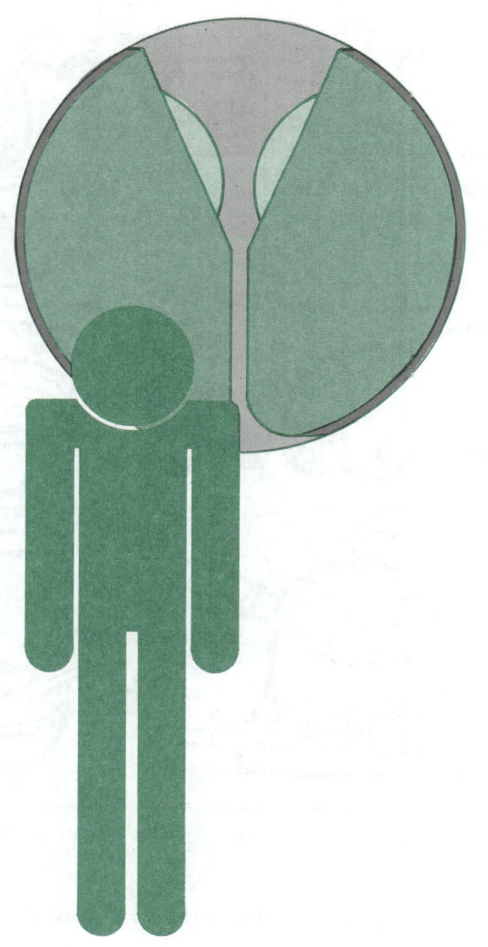

당뇨병 (糖尿病)

당뇨병은, 한방에서는 옛날부터 「소갈(消渴)」이라는 병명으로 알려져 있었다. 소갈이란 목이 말라서 소변이 자주 마려운 병으로 당뇨병의 증상과 일치한다. 현대의학에서는 부족한 인슐린을 주사로 보완하고 있으나 좀처럼 완치하기 어려운 병이다.

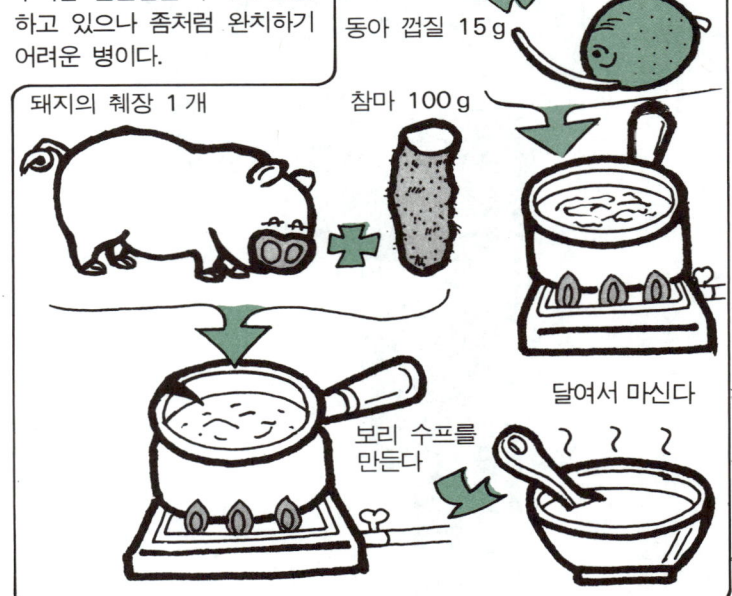

당뇨병에 좋은 음식물은 참마, 시금치, 동아, 현미, 율무, 수박 등이다.

- 참마(甘, 平) — 참마는 산약의 이름으로 한방약에도 사용되고 있다. 자양강장에 효과가 있어 소화촉진, 허약체질인 사람 등에

좋은 식품이다.
▷ 참마 60 g을 1일 3회로 나누어 먹는다. 입이 마르고 다뇨인 사람에게 효과가 있다.
▷ 참마 100 g과 돼지의 췌장 1개로 수프를 만들어 매일 마신다. 한방약의 황저 30 g을 가해 만들면 더욱 좋다. 2주일간 정도로 혈당치가 내려간다.
• 시금치(甘, 寒)—시금치에는 목의 갈증을 풀어주는 작용이 있으므로 당뇨병에 많이 사용된다.
▷ 시금치 60~120 g, 새의 위대(胃袋) 15 g을 넣은 수프를 만들어 1일 2~3회 마신다.
• 동아(甘, 寒)—동아에는 이뇨를 촉진해서 부종을 치유하는 작용이나 열을 내리는 작용이 있다.
▷ 동아 말린 것과 맥문동을 각각 30~60 g, 황련 9 g을 물로 달여서 마시면 갈증과 소변회수가 많은 병에 효과가 있다(맥문동과 황련은 한약방에 있다).
• 현미(甘, 溫)—현미에도 갈증을 멈추게 하는 작용이 있으므로 당뇨병에 사용된다.
▷ 현미의 수프를 상음(常飮)한다.
• 율무(甘, 微寒)—율무는 한방에서 의이인(薏苡仁)이라 한다. 의이인은 약간 몸을 차게 하는 작용이 있으므로 극단적인 냉증의 사람은 의이인에 생강이나 잇꽃을 가해 사용하도록 한다.

▷ 의이인 30~60 g을 쌀에 섞어서 의이인 죽을 만들어 1일 1회 먹는다.
• 수박(甘, 涼)—중국에서는 수박이 당뇨병이나 더위먹는 병 등 구갈병에 많이 사용되고 있다.
▷ 수박 껍질 15 g과 동아 껍질 15 g, 천화분(天花粉—한약방에 있다) 12 g을 가하여 달여 마신다.

바세도우병

바세도우병은 갑상선 기능 항진증이라고 불리우는 갑상선 호르몬이 과도하게 분비되어 안구가 튀어나오는 병이다. 원인은 불명이나 가족적인 체질, 특히 여성, 그것도 20~30대에서 많이 볼 수 있다.

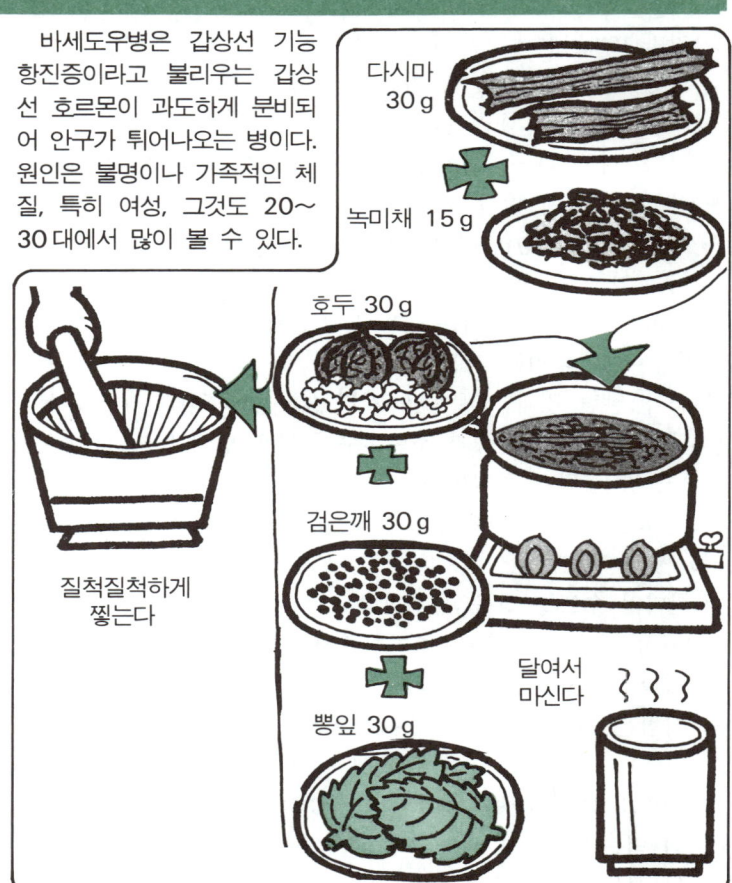

바세도우병에 좋은 식품은 다시마, 검은콩, 연열매, 나리의 뿌리, 호두, 복숭아, 찹쌀 등이다.

• 다시마(鹹, 寒) ― 중국에서는 「12종의 수종을 치유하고 복부의

덩어리를 제거한다든가 부스럼 및 갑상선종(甲狀腺腫) 등을 치유한다」고 해서 갑상선의 병에 많이 사용되고 있다.
▷ 다시마를 상식한다.
▷ 다시마 30 g, 녹미채 15 g을 달여서 마신다.
• 검은콩(甘, 平)—잠자리에서 땀을 흘리고 쉽게 피곤해지는 사람에게 잘 듣는다.
▷ 검은콩 껍질 9 g과 밀기울 9 g을 물에 달여서 마신다.
▷ 검은콩을 상식한다.
• 연의 열매(甘, 平)—연의 열매는 연자(蓮子)라 하여 정신안정 작용에 효과가 있다. 밤에 잠을 잘 수 없는 사람, 동계나 두통이 있을 때 잘 듣는다.
▷ 연 열매 속의 배아(연자심) 4~5 g을 달여서 마신다.
• 나리의 뿌리(甘, 平)—나리는 한방약으로서 사용될 때는 백합이라고 한다. 불면증, 신경쇠약에 잘 듣는다.
▷ 생생한 나리 뿌리 60~90 g에 꿀 두 수저를 가해서 달인 것을 취침 전에 소량씩 먹는다.
• 호두(甘, 溫)—피곤할 때, 불면증이 되었을 때에 잘 듣는다.
▷ 호두 30 g, 검은깨 30 g, 뽕잎 30 g을 합하여 질척질척하게 절구에 찧은 것을 1회 9 g, 1일 2회 마신다.
• 복숭아(酸, 甘, 微溫)—복숭아 씨에는 침한(寢汗)을 치유하는 효과가 있다.
▷ 복숭아 씨를 먹으면 좋다.
• 찹쌀(甘苦, 溫)—피곤한 사람, 침한이 심한 사람에게 찹쌀이 효과적이다. 그러나 찹쌀은 피를 불온하게 하는 작용이 있으므로 피부병이 있는 경우에는 적당하지 않다.
▷ 찹쌀과 소맥을 같은 양으로 볶아서 가루로 만들고 매 복용 때마다 10 g을 현미 수프로 마신다. 돼지고기를 섞어 달여서 먹어도 좋다.

통풍 (痛風)

통풍은 혈액 속에 요산(尿酸)이 증가하는 병으로 보통 엄지발가락 밑 등이 급작스레 아프며 발작으로 시작된다. 통증은 강렬하여 걸을 수도 없게 되며 고열이 난다. 혈액 속의 과잉된 요산을 배설하기 위해 소변의 양을 많게 하는 것이 중요하다.

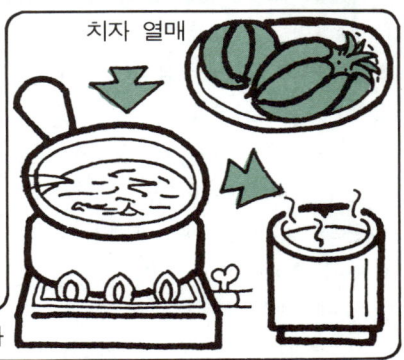

치자 열매

5~8g 달여서 마신다

통풍에 잘 듣는 음식물은 겨자, 치자, 개다래 등이다.

- 겨자(辛, 熱)—겨자는 이 경우, 먹는 것이 아니라 미지근한 탕에 타서 바른다.
▷ 잘 푼 겨자를 한지나 거즈에 적당한 두께로 펴서 아픈 곳에 바른다. 겨자는 자극이 강하므로 피부에 부작용이 생기면 물에 엷게 타서 사용하도록 한다.
- 치자(苦, 寒)—염증을 제거하는 효력이 뛰어나서 부어서 열을 갖고 있는 것에 잘 듣는다.
▷ 치자 열매 5~8g을 1일 양으로 하여 달여 마시든가 혹은 1~2g을 검게 구워서 먹는다.
▷ 치자의 열매와 같은 양의 소맥을 가해서 식초로 반죽해서 환부에 붙인다.
- 개다래(辛, 溫)—개다래는 고양이가 좋아하는 식물로서 유명하나 통풍, 류머티즘 등의 염증에도 잘 듣는다.
▷ 개다래의 열매를 1일 15g 정도 달여서 마신다.
▷ 개다래 열매를 2~3개월 술에 넣어 개다래주로서 마신다.

마음의 병

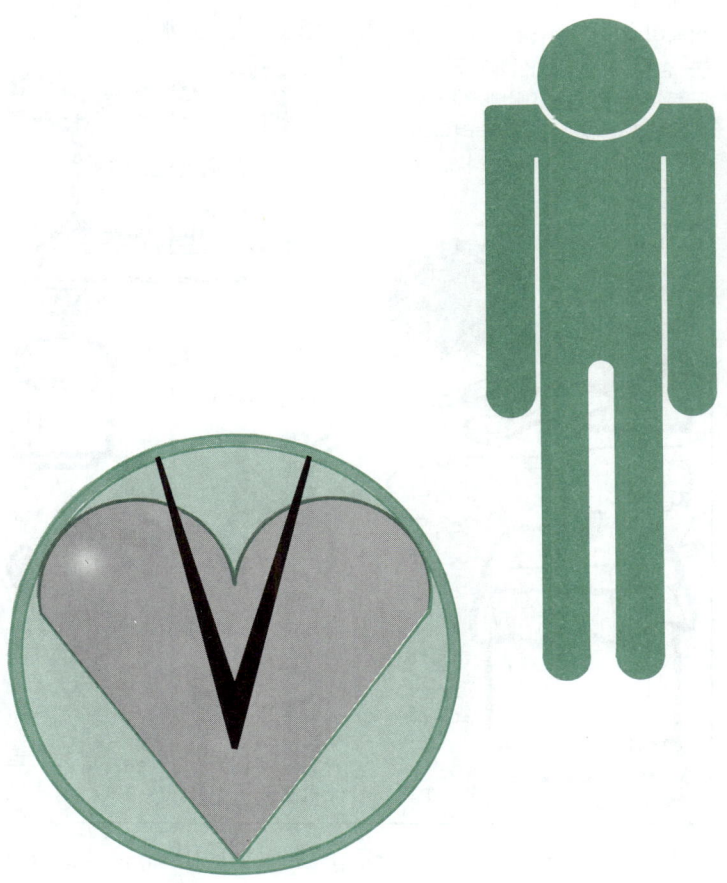

우울증

우울상태가 되면, 원인도 없는데 매사에 의욕을 상실하고 식욕이 없어지며 잠이 오지 않는 상태가 된다. 심해지면 극도로 허무한 감정에 빠져서 자살을 생각하게 된다. 격려하면 역효과가 나오니 따뜻하게 대해 줄 필요가 있다.

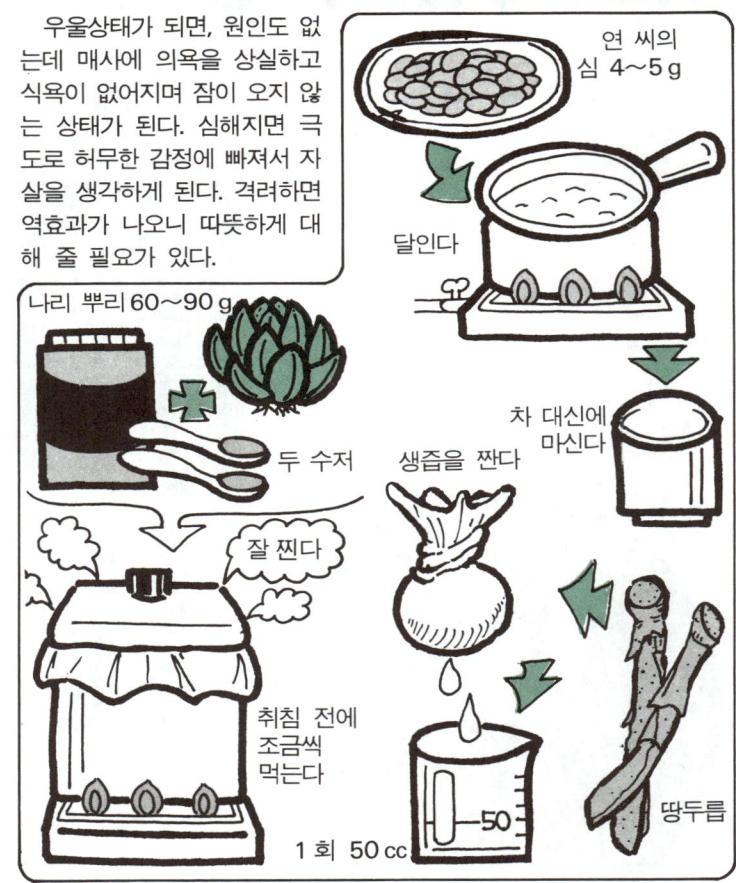

우울증에 좋은 음식물은 땅두릅, 호두, 나리뿌리, 연, 밀, 금침채 등이다.

- 땅두릅(辛, 苦, 溫)—땅두릅에는 초조함을 풀어주고 정신을

안정시키는 작용이 있다.
▷ 땅두릅 줄기나 뿌리의 생즙을 1회 50cc, 1일 3회로 나누어 마신다.
• 호두(甘, 溫)—신경증 항목에서 기술하였듯이 불면증이나 신경쇠약에 효과가 있는 식품이다.
▷ 호두 30g, 검은깨 30g, 뽕잎 30g을 함께 찧어서(절구에) 질척질척해진 것을 1회 9g, 1일에 2회로 나누어 먹는다.
▷ 1일 2개씩 호두를 먹는다.
• 나리 뿌리(甘, 平)—신경증 항목에서 기술하였듯이 정신병에는 잘 듣는다. 나리 뿌리는 한방에서 백합이라고 부르는데 이 백합으로만이 치유할 수 있는 병을 백합병이라그 한다. 현대의 정신병이나 노이로제에 해당한다.
▷ 나리 뿌리 60~90g에 꿀 두 수저 정도 가해서 잘 달인 것을 취침전에 조금씩 먹는다.
• 연(甘, 平)—연은 뿌리나 마디도, 꽃도, 잎도 약효가 있으나 정신의 안정을 꾀하며 불면이나 동계를 치유하는 것은 연의 씨이다. 한방에서는 연자(蓮子)라고 한다.
▷ 연 씨의 심을 4~5g 달여서 차 대신에 마신다.
• 소맥(甘, 微寒)—소맥은 주식물로서 잘 알려져 있으나 약용으로도 사용된다는 점을 알고 있는 사람은 적은 것 같다. 그러나 현대의 중국에서도 양심안심약(養心安心藥), 즉 정신안정제의 일종으로서 기재되어 있다.
▷ 소맥 15~30g, 감초 10g, 대추 5개를 달여서 차 대신에 마신다.
• 금침채(甘, 涼)—금침채는 정신불안, 불면에 효과가 있다. 금침채는 물에 넣어 원상으로 하는데 그 물에 철분이 함유되어 있으므로 버리지 않고 사용하도록 한다.
▷ 금침채를 다량으로 사용한 수프를 만들어 마신다.

히스테리

히스테리는 몸에 특별한 이상이 없는데도 현실에서 도피하고 싶은 기분이 되어 여러가지 신체적 증상이 일어나는 마음의 병이다. 불면증, 동계, 고혈압, 현기증, 두통, 어깨결림, 이명 등의 증상이 나타난다.

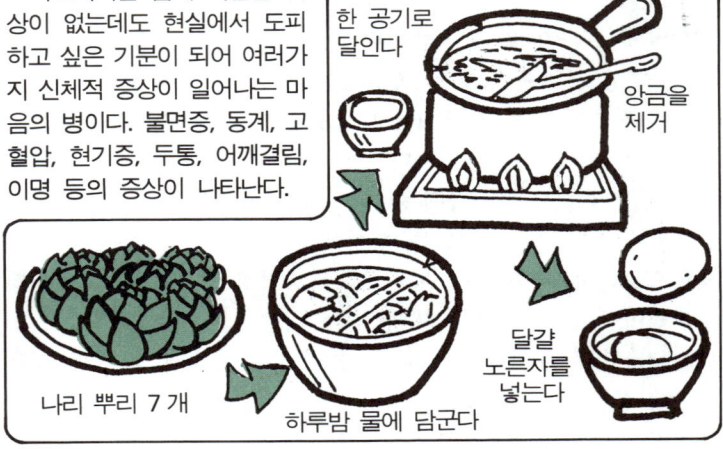

히스테리에 좋은 음식물은 나리 뿌리, 호두, 밀 등이다.

- 나리 뿌리(甘, 平)—병 후의 신경증이나 갱년기장해 때에 볼 수 있는 히스테리에 효과가 있다.

▷ 나리 뿌리 7개를 물에 하루 동안 담그어 두었다가 다음날 한 공기 정도를 달여서 앙금을 제거하고 달걀 노른자를 넣어 1회에 반 공기, 1일 2회 마신다.

- 호두(甘, 溫)—호두는 신경쇠약에 대한 효과가 뛰어나다.

▷ 호두 30g을 으깨서 분말로 하고 약간의 설탕을 넣어 1일 3회로 나누어 탕으로 마신다.

- 소맥(甘, 微寒)—감초와 대추와 소맥으로 만든 한방약, 감맥대조탕은 노이로제나 히스테리증에 대단한 효과가 있다.

▷ 소맥 15~30g, 감초 10g, 대추 5개를 달여서 차 대신에 마신다.

눈, 코, 귀의 병

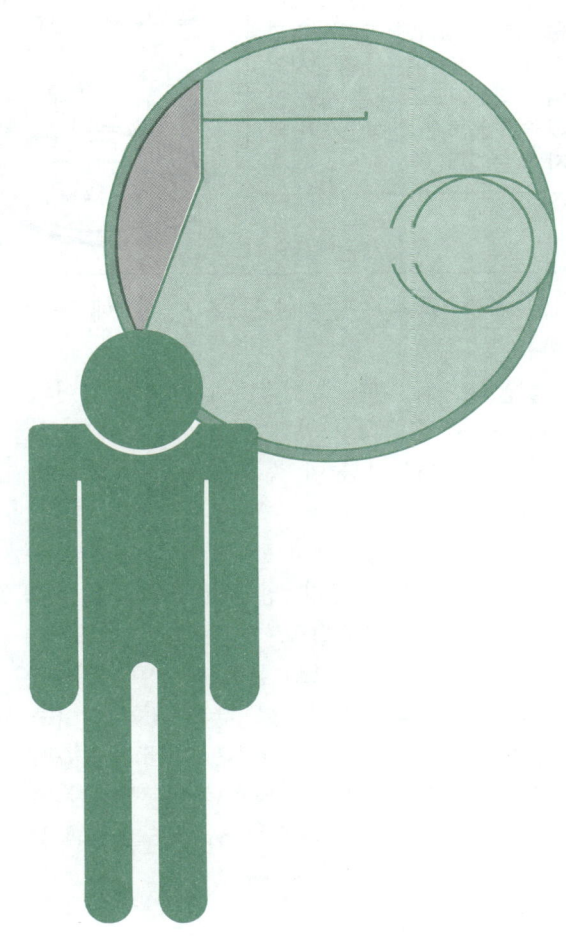

가성근시 (假性近視)

근시의 원인은 확실한 근거는 없지만 유전적 요인, 텔레비젼이나 책을 어두운 곳에서 본다든가 너무 가까운 곳에서 물체를 관찰하면 일어난다고 한다. 가성근시는 진성근시의 일보 직전이므로 빠른 시일 안에 치료를 하면 진성근시가 되지 않는다.

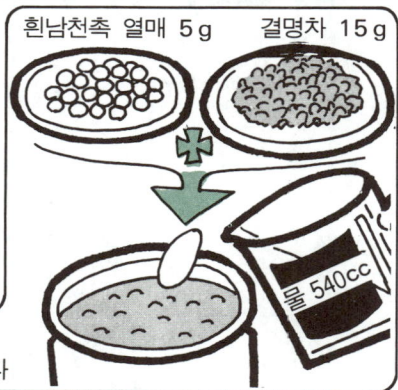

흰남천촉 열매 5g 결명차 15g
물 540cc
두번 달인다

가성근시에 좋은 음식물은 칠성장어, 매육엑기스, 결명차 등이다.

• 칠성장어(甘, 平)—칠성장어에는 보통 장어의 몇 배나 되는 비타민 A를 함유하고 있다. 안약이라고 해도 좋을 정도이다. 눈 안쪽이 아프다든가 눈이 촉촉해지는 만성피로에 효과가 있다.
▷ 칠성장어를 먹는다.

• 매실(酸, 平)—중국에서는 매실을 약용으로 쓰는 경우에는 매육(梅肉)엑기스를 만든다. 청매(靑梅)의 즙을 햇볕 또는 약한 불로 건조해서 물엿상(狀)으로 만든 것이다.
▷ 매육엑기스를 소량으로 물에 타서 마신다.

• 결명차(決明茶—甘, 苦, 鹹, 微寒)—중국에서는 결명의 종자를 결명자(決明子)라고 한다. 이것은 명(明)을 연(決)다고 해서 종자에 시력증진의 효과가 있다는 점에서 붙혀진 명칭이다.
▷ 결명차 15g, 흰남천촉 열매 5g을 540cc의 물로 두번 달이고 1일 3회로 나누어 마신다.

눈병(眼病)

눈의 병으로 되기 쉬운 것은 눈꺼풀에 생기는 다래끼나 결막염이다. 다래끼는 한번 치유했어도 쉽게 재발하므로 조심해야 한다. 결막염은 눈이 충혈되면 눈꼽이 낀다. 옮기 쉬우므로 가족에게 전염되지 않도록 주의할 필요가 있다.

1주일쯤 바람에 말린다

산초 열매

1일 3회 20알씩 먹는다

다래끼의 재발을 방지

참기름

다래끼에 좋은 음식물은 참기름, 산초가 있고 결막염에는 엽차가 효과적이다.

- 참기름(甘, 平)—다래끼는 한번 치유해도 재발하기 쉬운 것이다. 농이 나온 뒤 참기름을 2~3방울 떨어뜨리면 재발하지 않는다.
- 산초(辛, 溫)—산초는 습기가 적은 곳에서 1주일쯤 바람에 건조시킨다. 열매는 껍질째 사용한다.
▷ 이상과 같이 산초 열매를 1일 3회, 20알씩 먹으면 다래끼에 효과가 있다.
- 엽차(甘, 苦, 微寒)—차에는 식히는 작용이 있으므로 눈에 염증을 일으켰을 때 사용하면 부작용이 없는 안약이 된다.
▷ 엽차를 진하게 달인 것에 소량의 소금을 가해서 환부를 씻으면 결막염, 진무른 눈, 텁텁한 눈, 눈꼽에 아주 효과가 있다.

야맹증 (夜盲症)

저녁이나 어두운 곳에서 물체가 잘 보이지 않는 병이다. 주로 영양장해의 결과로 일어난다. 비타민 A의 결핍에 의한 경우가 많으므로 비타민 A를 보하는 음식물을 섭취한다.

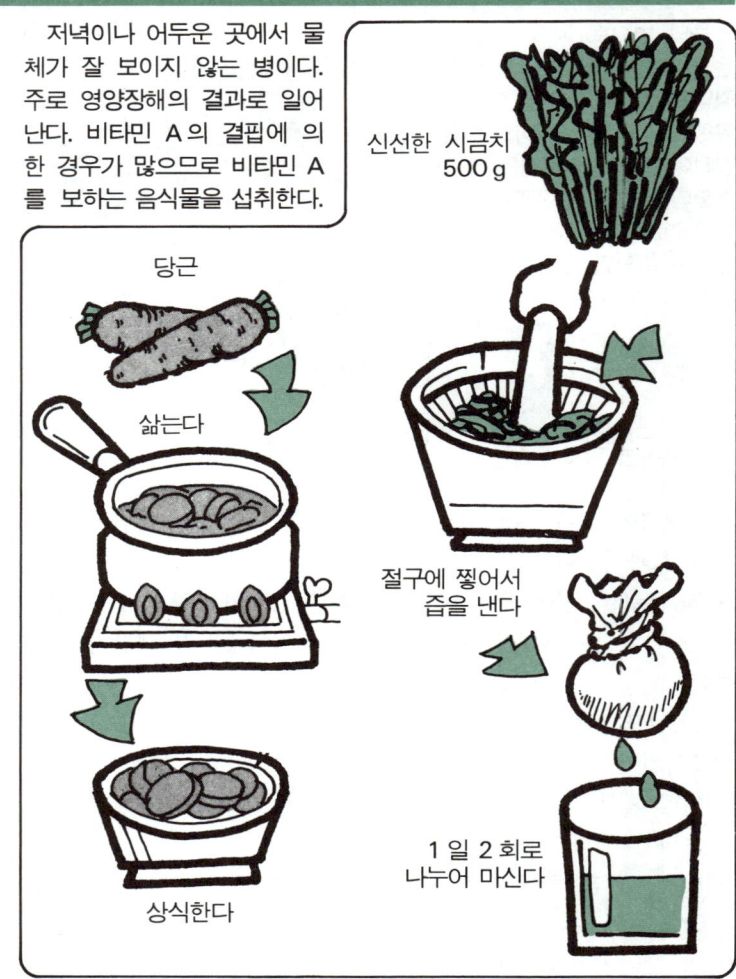

야맹증에 좋은 음식물은 당근, 시금치, 금침채(菜), 칠성장어

등이다.
- 당근(甘, 辛, 微溫)—당근은 대단히 영양가가 풍부한 채소이다. 비타민 A, B, C를 비롯하여 카로틴이라는 비타민 A의 근원이 되는 색소를 함유하고 있다. 당근만큼 비타민 A를 많이 함유하고 있는 것은 없다. 그러므로 야맹증에는 안성마춤의 식품이다.
▷ 당근을 삶아서 매일 먹도록 한다. 눈병, 안성피로(眼性疲勞)에 효과가 있다.
- 시금치(甘, 寒)—시금치는 동양이나 서양에서 영양이 풍부한 야채로서 높이 평가받고 있다. 비타민 A, B, C, 그리고 철분을 많이 함유하고 있다.

그러나 수산도 많이 함유하고 있으므로 결석체질인 사람은 너무 많이 섭취하지 않는 것이 좋다.
▷ 신선한 시금치 500 g을 절구에 으깨서 즙을 만들고 1일 2회로 나누어 마시도록 한다.
- 금침채(甘, 涼)—금침채(金針菜)는 우리나라에서는 아직까지 널리 알려지지 않은 야채이나 중국에서는 가장 영양가가 높은 야채로서 평가받고 있다. 금침채는 별명 황화채(黃花菜)라고도 한다. 모양이 바늘처럼 뾰족하다는 데서 붙여진 이름이다.

인도에서는 간디가 이 금침채를 즐겨 먹었다고 하며 미국에서는 히피들이 산채의 여왕이라 하여 즐겨 먹었고 또 중국잡채의 챕스이에는 뺄 수 없는 야채로 되어 있다.

중국에서는 날것도 슈퍼마케트에서 구할 수가 있으나 일본에서는 건조품을 백화점 등에서 팔고 있다.
▷ 금침채를 상식한다.
- 칠성장어(甘, 平)—칠성장어가 비타민 A를 다량으로 함유하고 있다는 것은 「가성근시」의 항목에서 이미 기술하였다.

비타민 A 결핍에서 오는 야맹증에는 아주 좋은 식품이다.
▷ 칠성장어를 상식한다.

비염(鼻炎)

재채기가 나온다든가 콧물이 많아진다든가 코가 막히는 병이다. 재채기가 나온다든가 콧물이 많아지는 것은 몸 속에 수분이 남아 있다고 한방에서는 생각하고 있으며 코가 막히는 타입은 열 때문에 생긴다고 생각하면 된다.

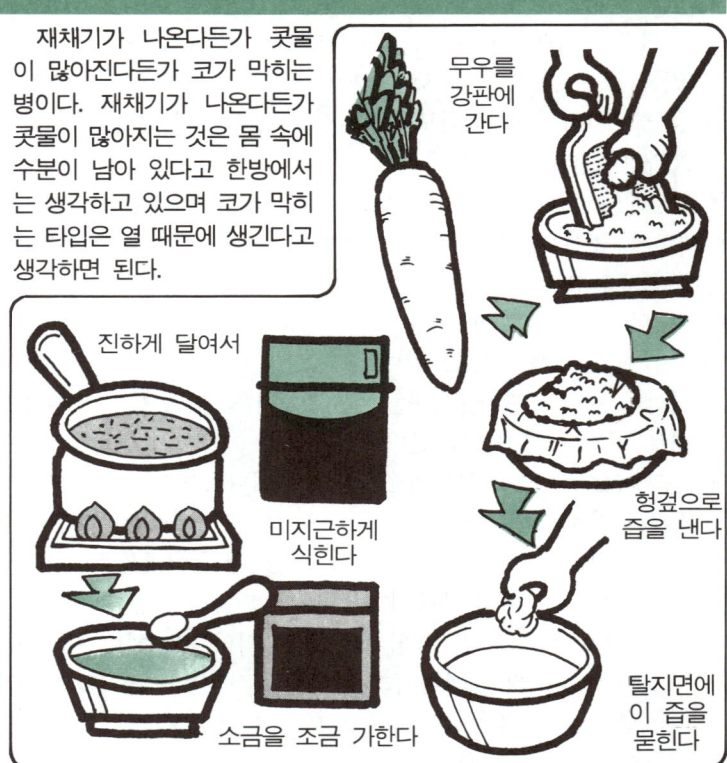

음식물에서 주의할 일은 콧물이 나올 때는 몸을 차게 하는 일은 되도록 피한다. 특히 어깨와 등을 차게 하면 비염은 더욱 악화되므로 항상 몸을 따뜻하게 해주어야 한다.

비점막에 충혈이 되는 수가 많으므로 피를 더럽히는 새우, 게, 산채는 피하도록 한다.

비염에 좋은 음식물은 엽차, 무우, 생강, 수박 등이다.

• 엽차(甘, 苦, 微寒)—엽차는 이 경우 마시는 것이 아니라 세척하는 데에 사용한다. 특히 코가 막힐 때에 세척하면 아주 편안해진다.
▷ 진하게 달여서 미지근하게 식힌 엽차에 약간의 소금을 넣고 스포이트로 콧속을 씻는다. 2~3 회 행하면 코막힘이 치유된다.
▷ 또 이 액을 탈지면에 적셔 콧속에 넣어둔다.
• 무우(辛, 甘, 寒)—무우도 먹는 것이 아니라 외용한다.
코가 막혀서 곤란할 때 무우즙이 코를 뚫는데 효과가 있다.
▷ 무우는 너무 맵지 않는 것을 선택한다. 그것으로 무우채를 만들어 헝겊에 싸서 즙을 낸다. 탈지면에 이 즙을 묻혀 콧속에 넣는다. 단, 너무 깊숙이 넣지 말 것. 깊이 들어가면 재채기가 나온다.
• 생강(辛, 溫)—생강도 먹는 것이 아니라 외용(外用)으로 사용한다.
재채기가 멈추지 않을 때에 잘 듣는다.
▷ 생강의 즙을 5~6 방울, 미지근한 탕에 떨어뜨리고 이 탕을 코로 빨아들이고 입으로 낸다. 5~6 회 계속하면 재채기가 멈춘다.
• 수박(甘, 涼)—수박은 차게 하는 작용이 있으므로 염증을 일으키고 있을 때에 좋은 음식물이다. 비염으로 코막힘을 일으키고 있을 때에 잘 듣는다.
▷ 수박의 꼭지부분 30g을 볶아서 절구로 찧어 분말로 하고 1일 2~4 회로 나누어 마신다.
• 율무(甘, 微寒)—중국의 고전에서도「비수(鼻水)를 치유하는데 효과가 있다」고 쓰여 있다.
▷ 율무와 삼백초를 각각 15g씩 함께 달여서 1일 2~3 회로 나누어 마신다.

중이염(中耳炎)

중이가 세균에 의해 염증을 일으키는 병이다. 고열이 나고 식욕이 없어지며 귀가 아파온다. 내버려두면 귀고름이 나오고 소리를 듣지 못하게 된다. 재발하기 쉽고 만성이 되기 쉬우므로 서둘러 치료하도록 한다.

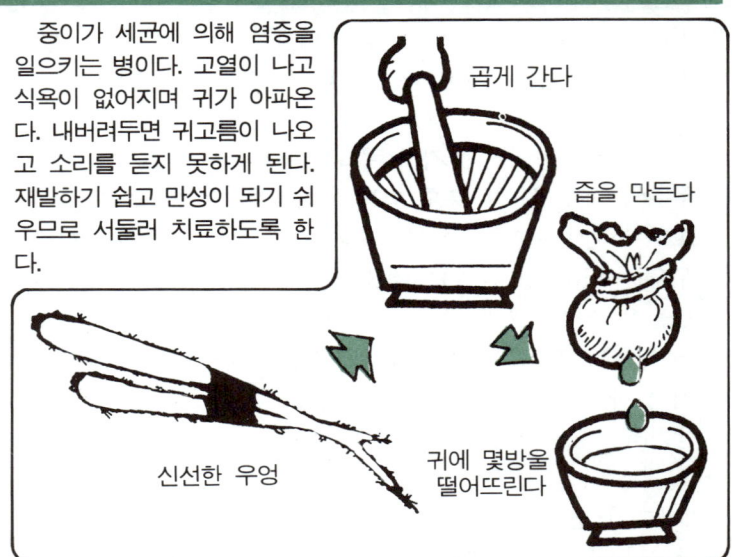

곱게 간다
즙을 만든다
귀에 몇방울 떨어뜨린다
신선한 우엉

중이염(中耳炎)에 좋은 음식물은 우엉, 검은콩 등이다.

• 우엉(甘, 寒)―우엉은 음식으로 섭취하면 신진대사를 강화하고 혈액순환을 좋게 하므로 변비, 혈도(血道), 졸중(卒中)의 예방 등에 효과가 있으나 외용(外用)하면 소염(消炎), 진통작용에 좋다.

급성중이염에 다음과 같은 외용이 잘 듣는다.

▷ 신선한 우엉의 즙을 귀에 몇 방울 떨어뜨린다. 1일 5~6회 행한다.

• 검은콩(甘, 平)―신을 보하는 중요한 음식물이므로 귀가 잘 들리지 않을 때 검은콩을 먹으면 잘 들을 수 있게 된다.

▷ 검은콩을 삶아서 상식한다.

뼈와 관절의 병

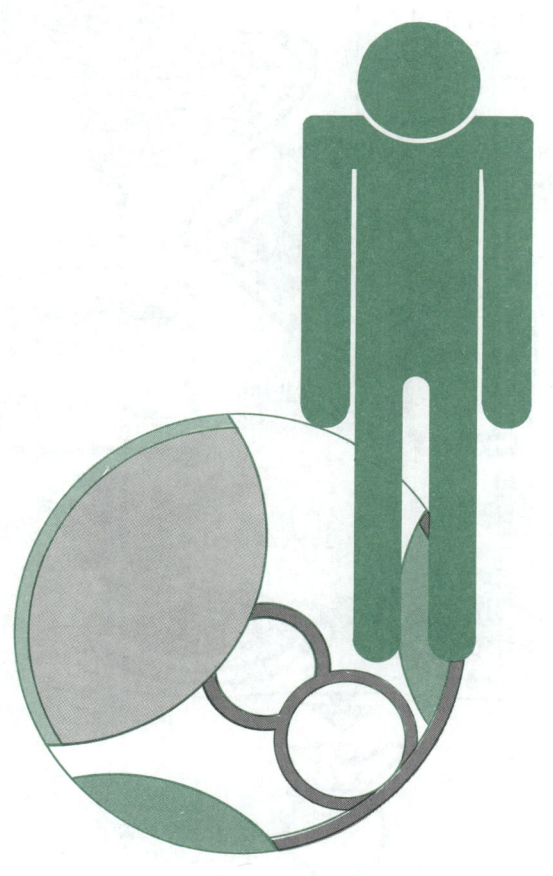

요통(腰痛)

요통에서 흔히 볼 수 있는 것은 삐허리나 추간판(椎間板) 헤르니아이다. 삐긋하고 삔 허리의 심한 통증은 2~3일로 가볍게 된다. 그때까지는 딱딱한 이불에서 안정하며 누워있어야 한다. 병원에는 그 뒤에 가도 늦지 않다.

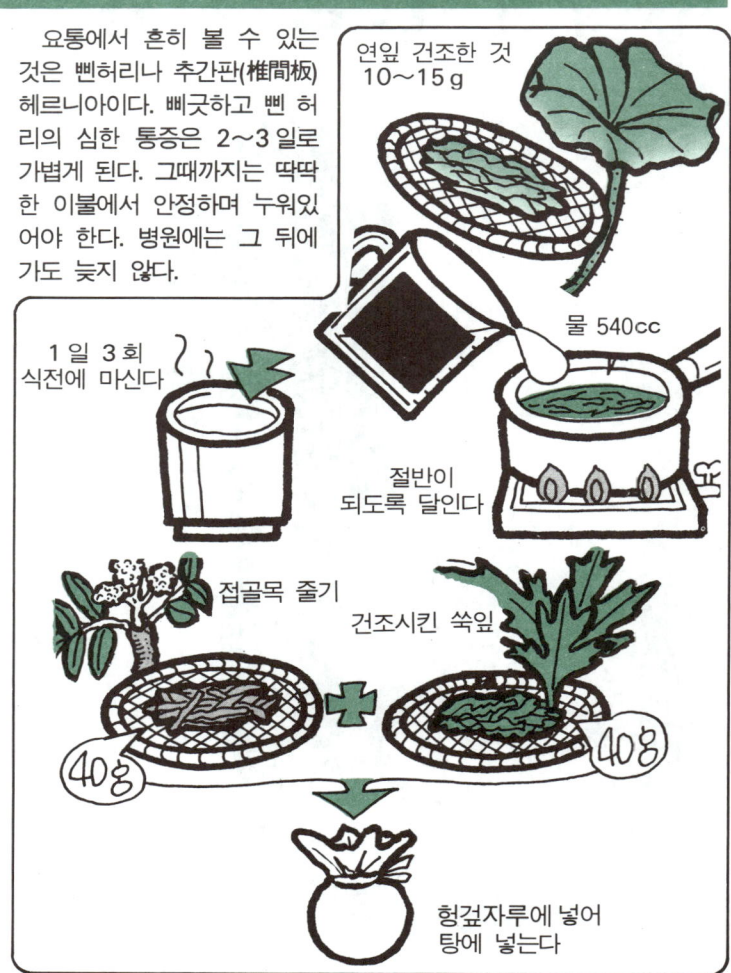

요통이 되기 쉬운 사람은 일상생활에서는 부드러운 요나 소

파는 피하는게 좋다. 무거운 짐을 들 때는 허리를 낮추어 들도록 한다. 중요(中腰)의 일이나 장시간 같은 자세를 유지하는 일도 피해야 한다.

　요통에 좋은 음식물은 연, 부추, 참마, 쑥, 개다래 등이다.

• 연(甘, 平)—연은 열매나 뿌리나, 꽃에도 각각 효용이 있으나 요통에는 연잎을 사용한다. 연잎은 건조한 것을 사용하나 비만증이나 더위 먹는데 건위약으로서도 유명하다.

▷ 연잎의 건조한 것 10~15 g 을 400 cc 의 물로 절반이 되도록 달인다. 이것을 1 일 3 회, 식전에 마신다.

• 부추(甘, 辛, 溫)—부추는 마늘과 나란히 2 대 강정식품이다. 혈액의 순환을 좋게하고 고혈(古血)을 없애는 작용이 있으며 요통에 효과가 있다.

▷ 부추 60 g 을 적당량의 물로 달이고 그 달인 즙에 술 60 ml 을 가해 마신다.

• 참마(甘, 平)—중국의 고전에 「두통이나 현기」를 치유하고 요통이 멈추며 허약해서 마른 몸을 보하고 오장을 충실시켜 번열을 제거한다」고 쓰여 있다.

▷ 참마 적당량을 강판으로 갈아서 프라이팬에 참기름으로 구워서 먹는다. 꿀을 가해 먹으면 더욱 좋다.

• 쑥(苦, 辛, 溫)—쑥은 먹는 것이 아니라 외용으로 쓴다.

▷ 쑥잎(건조된 것) 40 g 과 접골목·줄기 40 g 을 헝겊자루에 넣어 탕에 넣은 다음 욕탕에 들어간다.

• 개다래(辛, 溫)—개다래의 열매는 식용(食用)으로, 덩굴이나 잎은 외용으로 사용한다. 특히 여성의 요통에 잘 듣는다고 한다.

▷ 개다래의 과일을 달여서 마신다.

▷ 개다래의 덩굴이나 잎을 탕에 넣고 입욕하면 좋다.

　이밖에 외용으로 사보텐의 표면을 칼로 상처를 내고 거기서 스며나온 즙을 헝겊에 묻혀 습포하는 방법도 있다.

류머티즘

류머티즘은 팔꿈치, 무릎 등 관절을 중심으로 하여 뼈와 근육 등에 통증이나 굳어지는 현상을 나타낸다. 추위, 습도 등이 통증을 더하며 좀처럼 치유하기 어려운 고질병이다.

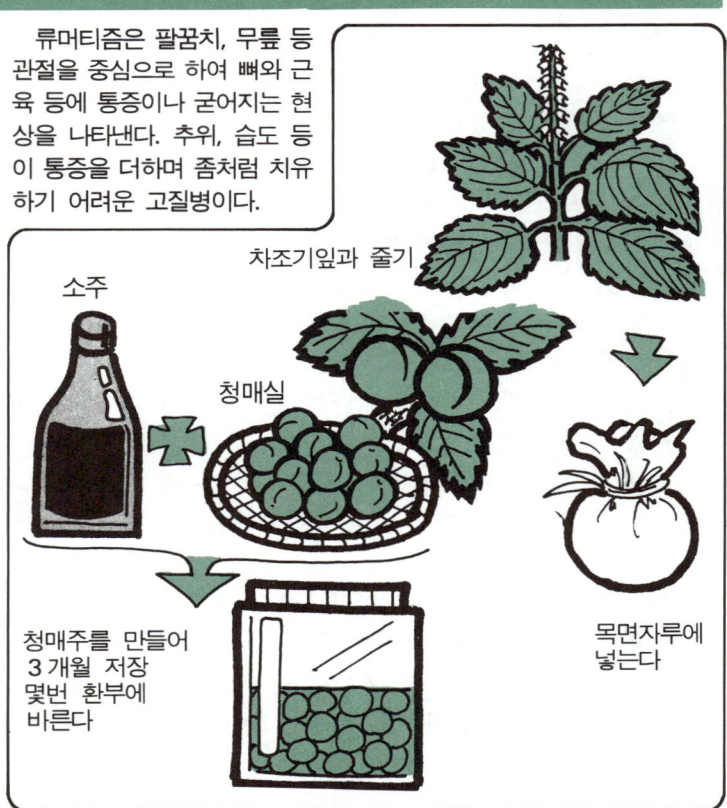

차조기잎과 줄기
소주
청매실
청매주를 만들어 3개월 저장 몇번 환부에 바른다
목면자루에 넣는다

　류머티즘에 좋은 음식물은 생강, 차조기, 파, 율무, 매실, 검은콩 등이다.
- 생강(辛, 溫)—생강은 몸을 덥히는 작용이 있으나 치질이 있는 사람에게는 권할 수가 없다. 통증을 누그러뜨리는 데에 생강을 갈아서 외용한다.

▷ 생강을 갈아서 짠 즙을 탕에 늘어뜨려놓고 타올로 꼭 짜서 환부에 댄다. 3~4회 타올을 다시 쥐어짜서 피부가 불그스름해질 때까지 찜질한다.
- 차조기(辛, 溫)─차조기는 일본에서 식용으로 사용되는 수가 많으나 중국에서는 약용으로 많이 쓰여지고 있다.
류머티즘의 경우는 외용약으로서 사용된다.
▷ 목면자루에 차조기 잎과 줄기를 넣고 목욕물에 담군다. 몸이 따뜻해져 류머티즘의 통증에 효과가 있다. 신경통, 어깨결림, 요통 등에도 좋다.
- 파(辛, 溫)─한방에서는 파가 풍사의 초기, 두통, 코막힘, 관절류머티즘 등에 사용되고 있다. 외용으로서는 습포제로서 사용된다.
▷ 파 500 g, 겨자가루 반 컵, 보리 한 컵을 헝겊 자루에 넣고 1.8 l 의 물로 1.2 l 가 되도록 달여서 이 탕을 식힌 뒤 통증이 있는 데에 댄다.
- 율무(甘, 微寒)─율무는 한방에서는 의이인이라고 한다. 한약방에서 구입할 수 있다. 류머티즘으로 관절에 물이 고이기 쉬운 사람에게 효과가 있다.
▷ 의이인 30 g 을 달여서 마신다.
- 매실(酸, 平)─청매를 먹으면 중독을 일으키는 일이 있으므로 주의하지 않으면 안된다. 그러나 청매를 소주에 넣어 3개월쯤 경과된 청매주는 류머티즘에 효과가 있다.
▷ 청매주를 1일 여러번 환부에 바른다.
- 검은콩(甘, 平)─검은콩은 류머티즘성 질환을 앓는 사람의 상용식으로서 아주 좋다. 류머티즘에는 검은콩을 볶으며 절반쯤 태우고 청주에 담그어 앙금을 여과한 두림주(豆淋酒)를 사용한다.
▷ 두림주를 컵으로 절반쯤 1일에 3회 마신다.

관절염 (關節炎)

관절염의 원인은 불명의 것도 있다. 오랜 세월 동안 체중을 지탱해온 관절이 노화하여 통증과 운동장해를 호소하게 된다. 이러한 노인성 관절염에 잘 듣는 식품을 들어본다.

[그림: 고구마 3개 껍질을 벗긴다 / 생강 1개 / 잘 간다 / 동량의 밀가루로 잘 섞는다 / 헝겊에 펴서 잠들기 전 관절에 붙인다]

관절염에 좋은 음식물은 미꾸라지, 고구마, 산초, 로얄제리 등이다.

- 미꾸라지(甘, 平)―관절이 붓고 통증이 있을 때 미꾸라지를 바르면 효과가 있다.
▷ 미꾸라지 한 마리를 잡아 뼈를 빼고 껍질쪽을 환부에 대고 습포한다.

- 고구마(甘, 辛, 平)―고구마를 먹는 것이 아니라 외용으로 사용한다.
▷ 고구마의 껍질을 벗긴 것 3개에 생강을 1개 갈아서 이것에 동량의 밀가루를 가해 잘 섞는다. 이것을 헝겊이나 거즈에 펴고 잠들기 전에 관절에 붙인다.

- 산초(鹹, 溫)―산초는 아직 익지 않은 열매를 따서 말려 사용한다.
▷ 1일 0.7~2 g 을 달여서 식전 30분에 마신다.

- 로얄제리(甘, 酸, 平)―만성화된 관절염에 유효하다.
▷ 1일 400 mg 을 3~6 개월쯤 매일 계속한다.

신경통 (神經痛)

신경통은 추위나 습기, 타박이나 운동과다 등이 동기가 되어 말초신경을 따라 통증이 다르게 나타나는 병이다. 원인은 확실치 않으나 40세 이상에 많으며 삼차신경통, 늑간신경통, 좌골신경통을 많이 볼 수 있다.

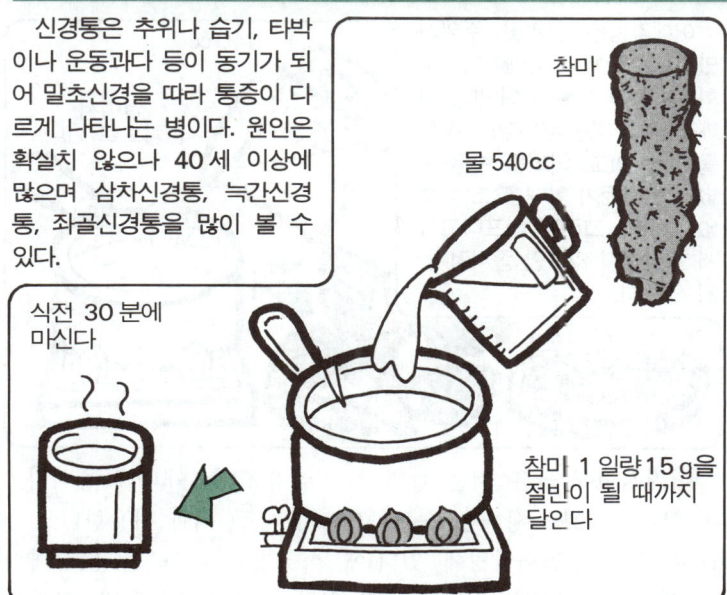

신경통에 좋은 음식은 호박, 참마, 비파 등이다.

- 호박(甘, 溫)—호박은 외용에 사용된다. 현재 중국에서 늑막염, 늑간신경통, 소염 지통에 이용되고 있다.
▷ 호박을 달여서 질척질척하게 된 것으로 습포한다.
- 참마(甘, 平)—참마는 한방약으로서는 산약이라 불리고 있으며 강정강장약으로 대단히 우수하다.
▷ 참마 15g을 1일량으로 하고 540cc의 물로 절반이 될 때까지 달여서 식전 30분에 마시도록 한다.
- 비파(甘, 平)—비파잎을 외용으로 사용한다.
▷ 비파잎의 엑기스를 아픈 곳에 바른다.

어깨결림

어깨결림은 견관절 주위에 있는 근육이나 건(腱)의 노화·변성에 의해 일어난다. 어깨결림이 되면 후두부로 손을 올릴 수 없고, 머리를 빗을 수 없게 된다든가 혁대를 조일 수 없게 된다. 그러나 아프다고해서 움직이지 않으면 좀처럼 낫지 않는다.

물 540 cc
달여서 반량으로 한다
개다래 줄기 15 g

어깨결림에 좋은 것은 황벽, 수세미외 고추, 개다래 등이다.
- 황벽(苦, 寒)―황벽을 습포약으로서 아플 때에 사용한다.
▷ 황벽의 분말(한약방에 있다)에 식초를 가하여 잘 반죽해서 거기에 묵은 생강의 즙, 달걀 흰자를 가해 혼합한다. 그것을 환부에 붙인다.
- 수세미외(甘, 涼)―열매를 햇볕에 말려서 자르고 분말로 한 것을 사용한다.
▷ 수세미외의 분말을 10 g 마신다.
- 고추(辛, 熱)―고추를 가루로 해서 습포약으로 사용한다.
▷ 분말로 하고 밥알로 반죽하여 헝겊이나 한지 위에 펴서 환부에 붙인다.
- 개다래(辛, 溫)―개다래 줄기가 효과가 있다.
▷ 개다래 줄기 15 g을 물 540 cc로 달여서 절반 정도로 한다. 이것을 1일 3회로 나누어 식전에 마신다.

목과 입의 병

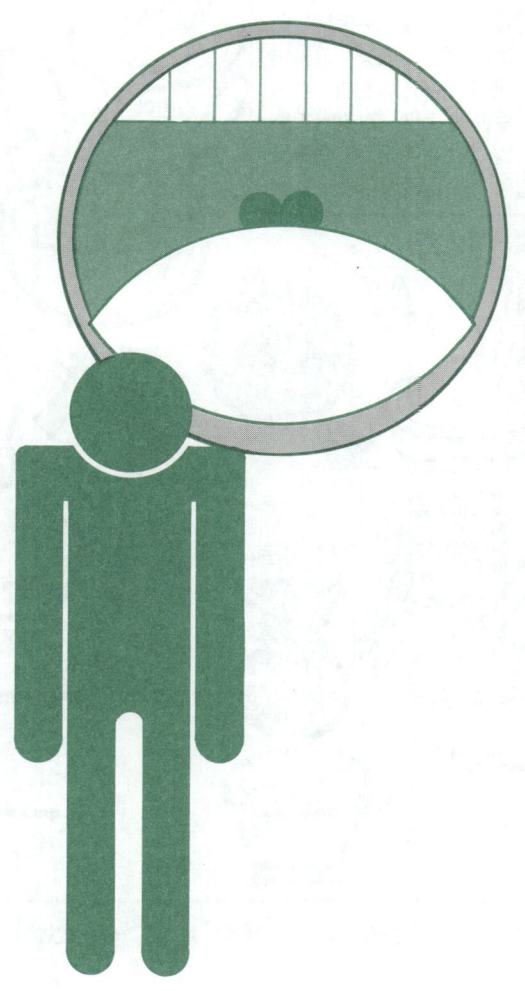

편도선염 (扁桃腺炎)

편도선염은 어린이에게 많은 병이다. 어른이 되어도 편도선염을 일으키는 사람이 있다. 39~40℃ 정도의 고열이 나고 목이 몹시 아프다. 옛날에는 수술을 해서 잘라버리는 일이 많았으나 지금은 수술하는 일이 줄어들었다.

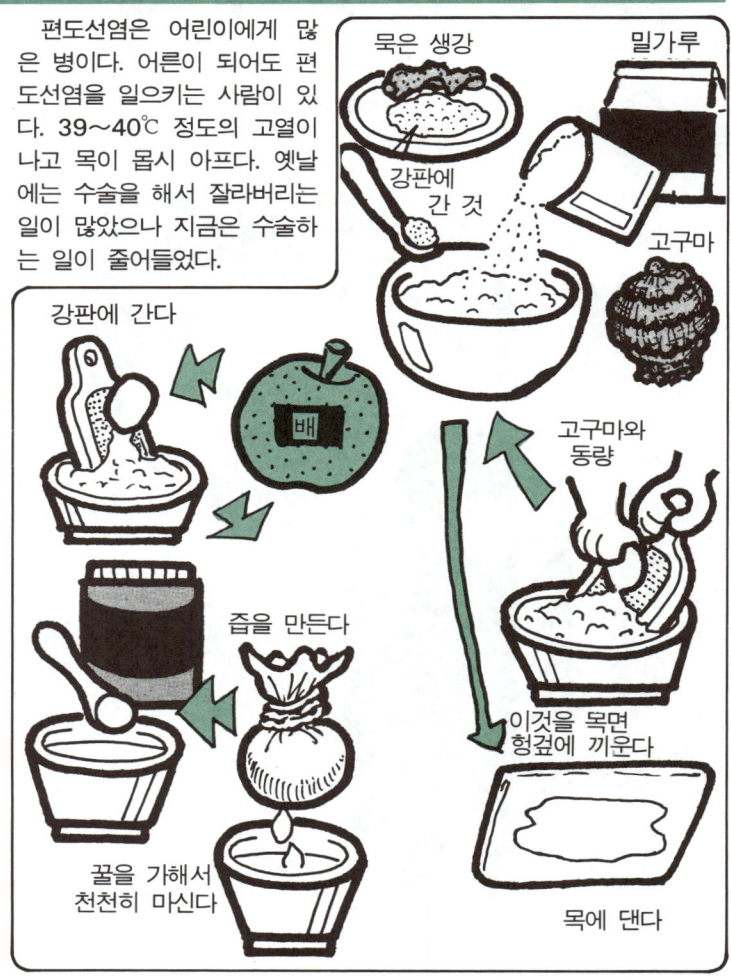

편도선염에 좋은 식품은 생강, 배, 고구마, 오이 등이다.

- 생강(辛, 溫)―생강은 편도선염의 경우는 먹는 것이 아니라 습포약으로서 사용된다.
▷ 묵은 생강을 갈아서 1수저, 겨자를 1수저, 1.2ℓ의 물에 가하여 불에 얹는다. 덥혀지면 타올을 여러번 접어서 약물에 담그었다 짜서 조금 식힌 후 목에 대고 그 위에다 마른 타올을 댄다. 차거워지면 다시 한번 탕에 담그어 여러번 반복한다.
▷ 묵은 생강을 갈아서 목면헝겊에 펴서 목에 댄다.
- 배(甘, 微酸, 寒)―중국에서는 옛날부터 열이 있어 기침이 나오고 담이 그치지 않을 때 또는 풍사나 편도선염 등으로 입이 칼칼하고 목이 아플 때에 사용하고 있다.
▷ 배의 즙에 꿀을 가하여 천천히 마신다.
- 고구마(甘, 辛, 平)―편도선염으로 목에 염증이 있을 때 고구마의 습포를 하면 약효가 있다.
▷ 고구마를 갈아서 동량의 소맥분을 넣고 묵은 생강을 갈아 혼합하고 이것을 목면의 헝겊에 펴서 목에 댄다. 덥혀서 사용해도 좋다.
- 오이(甘, 寒)―중국의 옛날 고전에는 「목이 부어서 아픈 것을 치유한다」고 쓰여 있다. 오이의 성질은 한(寒)이므로 몸에 열이 있고 입이 칼칼할 때 특히 적합한 음식이다.

그러므로 편도선염 등에서의 목이 빨갛게 부어 있을 때 유감(流感) 등으로 발열하여 설사를 할 경우, 부스럼 따위로 열이 있을 때도 잘 듣는다.

먹어도 좋고 외용으로 해서 사용해도 잘 듣는다.

편도선염에는 오이상(霜)으로 해서 사용한다. 오이의 한 끝을 자르고 속의 씨를 도려내어 그 안에 명반을 넣고 뚜껑을 덮어서 수일간 서늘한 곳에 방치해 둔다. 그러면 오이 표피에 명반의 결정(結晶)이 생긴다. 이 결정을 제거해서 사용한다.
▷ 오이상(霜)을 목에 바른다.

구내염 (口内炎)

구내염이란 문자대로 입 안에 염증이 생기는 병이다. 점막이나 혀가 진물러서 통증이 오고, 심해지면 궤양상태로까지 되는 수가 있다. 입 안을 다친다든가 풍사나 위장병, 항생물질의 혼용에 의해서도 일어난다

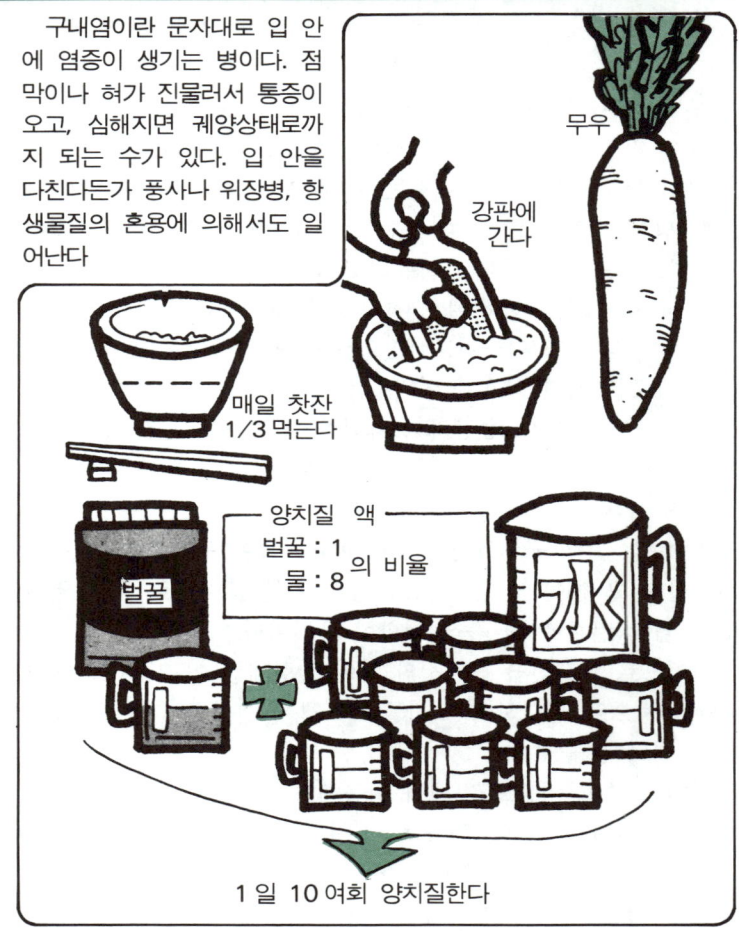

무우

강판에 간다

매일 찻잔 1/3 먹는다

양치질 액
벌꿀 : 1
물 : 8
의 비율

벌꿀

水

1일 10여회 양치질한다

구내염에 좋은 음식은 무우, 토마토, 보리, 벌꿀, 배, 연 등이다.
- 무우(辛, 甘, 寒) — 위열이 왕성해서 구내염이 생기는 사람은

날것으로 먹는 것이 좋으나 위하수나 위확장 등 위가 냉한 타입의 사람은 달여서 먹는 편이 효과적이다.
▷ 무우 간 것을 매끼마다 찻잔 3 분의 1 정도 먹는다.
• 토마토(酸, 微甘, 寒)―토마토를 대량으로 먹으면 몸을 차게 하므로 냉증인 사람이나 허약체질의 사람은 날것으로 다식하지 않는 편이 좋다.
▷ 1 일에 여러번, 1 회에 몇분간 토마토쥬스를 입안에 넣고 있으면 좋다.
• 보리(鹹, 微寒)―위장에 열을 갖고 궤양이나 구내염을 일으키기 쉽고 입이 쓰고 혀에 백태가 생기는 타입의 사람에게는 쌀보다도 보리를 주식으로 하는 편이 좋다.
• 벌꿀(甘, 平)―벌꿀에는 청열(淸熱), 해독, 윤조(潤燥)의 작용이 있으므로 구내염에 사용된다.
▷ 벌꿀을 8 배의 물에 탄 액으로 양치질을 한다. 1 일 10 회 정도 행한다.
• 배(甘, 微酸, 寒)―입이 갈하다든가 목이 아플 때, 더위를 먹어 목이 갈할 때에도 사용한다.
▷ 커다란 배 1 개를 얇게 썰어서 차거운 물에 한나절 쯤 담그었던 것을 자주 마신다.
▷ 입이 건조해서 구내염이 있을 때는 배즙을 뜨겁게 해서 마시면 효과가 있다.
• 연(甘, 平)―연근(蓮根)은 빈혈증이나 위·혈뇨, 코피 등에 강한 지혈효과를 나타내며 연 열매는 자양강장, 정신안정작용에 대단히 우수하다. 연꽃은 더위먹은 데나 습진, 연잎은 비만증이나 건위제가 되며 구내염에도 잘 듣는다.
　연잎을 검게 태운 것을 구내염에 많이 사용하고 있다.
▷ 연잎을 검게 태워 헝겊에 싸서 물에 적신 후 입에 물고 있는다.

치조농루 (齒槽膿漏)

치조농루는 이를 지탱하고 있는 잇몸 속의 치조골이 상하여 화농하면서 이가 흔들리는 것이다. 예방으로서는 이를 잘 닦고 잇몸을 마사지하는 것, 이에 맞지 않는 봉을 고칠 것, 편식을 피하고 균형있는 영양을 섭취할 것 등이다.

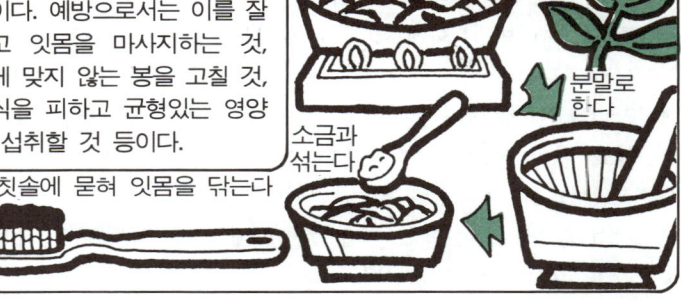

치조농루에 좋은 음식물은 별꽃, 산초, 무우, 미꾸라지 등이다.

- 별꽃(甘, 微鹹, 平)—별꽃 줄기와 소금으로 이를 닦으면 치조농루의 예방이 된다.
▷ 잎을 프라이팬에서 볶아 이것을 절구에다 찧어 분말로 하고 소금과 섞어서 이를 닦는다. 소금은 살균작용과 잇돋을 단단히 하는 작용이 있다.
- 산초(鹹, 溫)—치조농루에는 과피를 사용한다.
▷ 과피를 식초에 달여서 잇몸에 댄다.
▷ 입에 물고 조금씩 마신다.
- 무우(辛, 甘, 寒)—치조농루로 잇몸이 부었을 때 효과가 있다.
▷ 무우를 강판에 간 것을 가볍게 짜서 소금에 섞어 이와 볼 사이에 넣는다.
- 미꾸라지(甘, 平)—미꾸라지 껍질의 습포는 치조농루나 치통에 효과가 있다.
▷ 미꾸라지의 뼈를 빼고 껍질쪽을 환부에 붙인다.

피부병

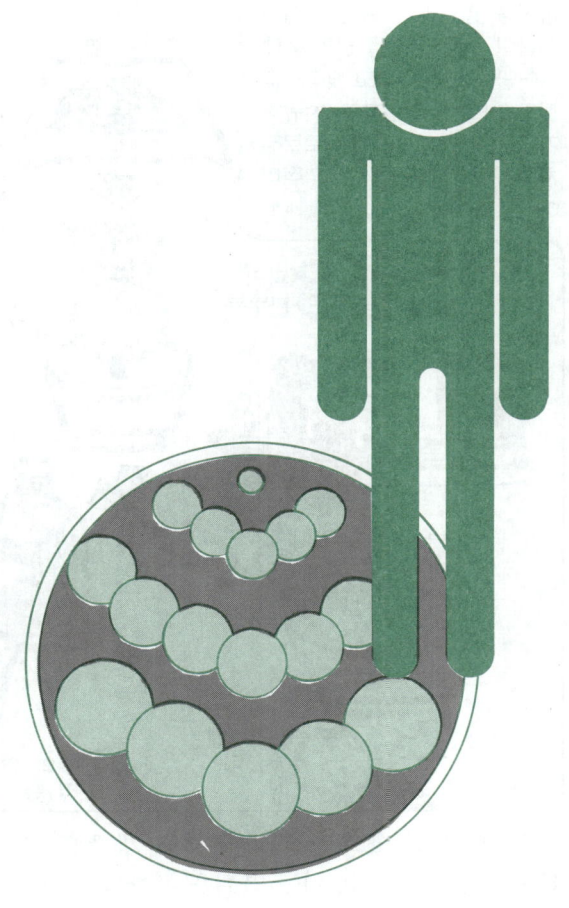

습진 (濕疹)

습진은 피부병 중에서 가장 많은 것이나 원인은 복잡하며, 습진을 일으키기 쉬운 체질의 사람이 무슨 자극을 받았을 때 일어난다고 생각하고 있다. 습진은 바르는 약만으로 치유하기 곤란하므로 몸 내부로부터 치유하도록 하면 더 효과적이다.

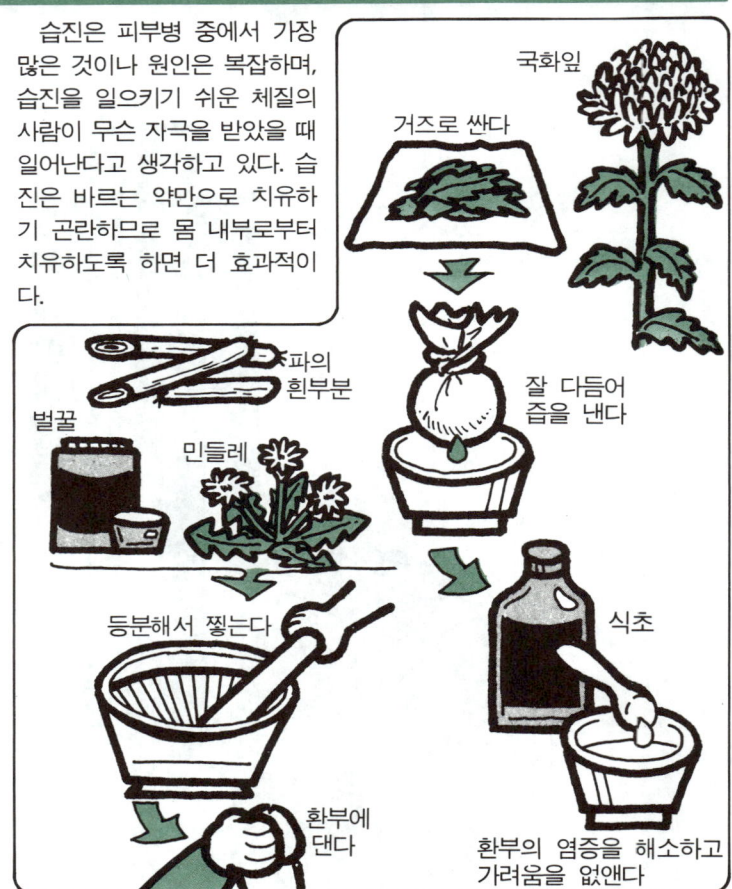

습진일 때는 쵸코렛, 코코아, 새우, 게, 낙지, 어란(魚卵), 버섯, 복숭아 등 피를 더럽히는 음식은 피하도록 한다.

먹는다든가 외용으로 해도 좋은 것은 국화, 오이, 호두, 매실,

파, 당근, 연 등이다.
- 국화(甘, 苦, 微寒)—습진에는 외용약으로 사용하면 환부의 염증을 해소하고 가려움을 없애준다.
▷ 국화잎을 거즈에 싸고 잘 짜서 즙을 낸다. 이것에 식초를 약간 떨어뜨려 환부에 바른다.
- 오이(甘, 寒)—오이는 먹어도, 외용으로 사용해도 염증이 있는 경우에는 잘 듣는다.
▷ 오이를 찧어서 즙을 내고 그 즙에 붕산가루를 가해 환부에 바르면 효과가 있다.
- 호두(甘, 溫)—호두는 내복하면「사람을 튼튼하게 하고 피부를 매끄럽게 하며 머리카락을 검게 한다」는 작용이 있으나 외용하면 여러가지 피부병에 잘 듣는다.
▷ 호두를 으깨서 새까맣게 된 기름이 나올 때까지 볶은 것을 분말로 하고 외용한다. 급성 습진이나 헐어있는 피부염에 잘 듣는다. 1일 2회 교환한다.
- 매실(酸, 平)—습진에는 오매(烏梅)를 사용한다. 오매는 매실의 반숙과(半熟果)를 원료로 하여 그것에 숯 따위로 표면을 검게 하고 용기에 담과 더불어 훈연(燻煙)해서 건조시킨다. 이것을 24시간 후 다시 끄집어내서 말려 충분히 건조시킨다.
▷ 오매육을 적당량 초에 묻힌 것을 환부에 바른다.
- 파(辛, 溫)—외용으로서 파의 흰뿌리 부분을 사용한다.
▷ 파의 흰부분과 민들레의 전초(全草), 벌꿀을 나누어서 절구에 찐 것을 환부에 붙인다.
- 당근(辛, 溫)—당근에는 강력한 살균작용이 있으므로 피부진균 등으로 습진이 생겼을 때에는 대단히 효과가 있다.
▷ 당근 달인 물로 환부를 씻는다.
- 연(甘, 平)—연잎을 외용으로 사용한다.
▷ 신선한 연잎과 차조기 잎으로 환부를 싸서 고정시켜 둔다.

종기

종기는 피부의 질환이다. 모혈(毛穴)이나 한선(汗腺), 피지선에서 화농균이 침입하여 피하에 염증을 일으키는 것이다. 체질적으로 생기기 쉬운 사람과 그렇지 않은 사람이 있다. 음식물로 종기를 자주 앓는 체질을 치유하는 것도 중요하다.

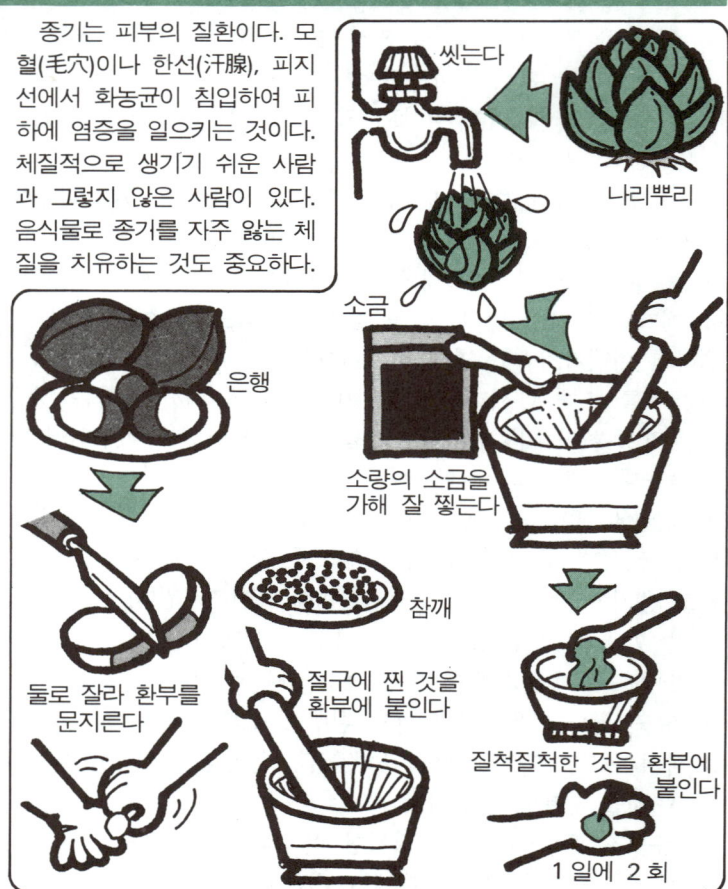

종기에 좋은 음식은 우엉, 나리뿌리, 파, 참깨, 은행, 곤약, 소맥, 현미 등이다.
- 우엉(甘, 寒)—우엉은 혈액의 더러움을 치유하는 데 효과가

있다. 배농작용도 있으므로 종기에 적당한 음식이라 할 수 있겠다.
▷ 우엉 또는 그 즙을 바른다. 환부가 건조해지견 교체한다.
• 나리뿌리(甘, 平)―보통은 진해거담제, 자양강장제로서 사용되나 외용하면 종기에 효과가 있다.
▷ 나리뿌리를 씻어 소량의 소금을 가해서 잘 쪄서 질척질척한 것을 환부에 바른다. 1일 2회.
• 파(辛, 溫)―외용약으로 사용하면 담증을 억제시킨다.
▷ 파의 흰부분과 신선한 민들레와 벌꿀을 등분하여 절구에 찐 것을 환부에 바른다.
• 참깨(甘, 平)―참깨는 피부를 매끄럽게 하는 작용이 있다.
▷ 참깨를 잘게 부순 것을 환부에 붙인다.
• 은행(甘, 苦, 平)―은행에는 강한 살균작용이 있으므로 종기에 사용된다.
▷ 신선한 은행을 둘로 잘라서 환부에 대고 문지른다.
• 곤약(甘, 冷)―날것은 유독하나 종기에는 날것의 곤약을 사용한다.
▷ 신선한 곤약의 즙을 환부에 바르면 효과가 있다.
• 소맥(甘, 微寒)―외용하면 여러가지 종기나 부종에 효과가 있다.
▷ 오래된 소맥을 가루로 해서 황흑색을 띠도록 약한 불로 천천히 볶는다. 이것을 식혀서 쌀겨를 가하고 잘 반죽된 것을 다시 불에 얹어 볶는다. 이것은 오룡고(烏龍膏)라 불리우는 중국의 약이다. 이것은 모든 종기에 아주 효과가 있다.
• 현미(甘, 溫)―현미는 먹으면「혈행을 좋게 하고 오장을 조화하여 안색을 좋게 한다」고 하는데 종기에는 외용으로 사용된다.
▷ 현미를 가루로 빻아서 검게 될 때까지 볶아서 환부에 붙인다. 화농된 것에 효과가 있다.

두드러기

두드러기는 가려움증이 심하여 장시간 걸려서 고치는 것과 계속 재발하는 것이 있다. 만성화되면 1년쯤 걸려도 치유되지 않는 것이 있다. 원인을 분명히 알고 대처하는 것이 중요하다.

15 매
벚나무 생잎
물
반으로 달인다
가늘게 썬다
1 일 2 회로 나누어 마심

두드러기에 좋은 음식물은 차조기, 검은깨, 벚나무 등이다.

• 차조기(辛, 溫)―고등어나 정어리 등 물고기 알레르기에 의한 두드러기에 많이 사용된다.

▷ 말린 것을 10 g 정도 달여서 마시면 효과가 있다.

• 검은깨(甘, 平)―참깨에는 비타민 E 가 많이 함유되어 있으며 피부를 윤택하게 하는 작용이 있다.

▷ 검은깨를 가볍게 볶아서 분말로 하고 벌꿀을 가해 다시 마실 때에 검은 참깨와 술을 3 수저 정도 가해서 물을 조금 타고 15 분쯤 두었던 것을 1 일 2 회 마신다. 가벼운 증세라면 2~3 일, 중증이면 4~5 일로 치유된다.

• 벚나무 잎(甘, 苦, 溫)―벚나무 생잎은 옛날부터 두드러기에 많이 사용되어 왔다.

▷ 벚나무 생잎 15 매 정도를 가늘게 썰어서 200 cc 의 물로 반량이 되도록 달인 즙을 1 일 2 회로 나누어 마시면 효과가 있다.

무좀

무좀은 백선균이라는 곰팡이가 피부에 붙어서 일어나는 것으로 특히 발가락에 발생한다. 좀처럼 치유되기 어려운 것이나 기본적으로는 환부를 청결히 하고 고온다습을 피하면 고치기 쉬운 것이다.

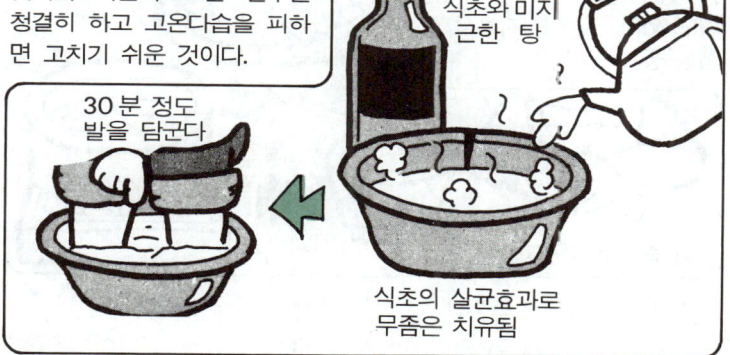

무좀에 좋은 것은 차조기, 매실, 초 등이다.

- 차조기(辛, 溫)—차조기는 외용으로 사용하면 기계충(백선), 전풍, 무좀, 절상(切傷) 등에 효과가 있다.

▷ 생잎을 비벼서 붙이면 좋다.

- 매실(酸, 平)—매육엑기스를 사용한다. 청매의 즙을 햇볕 또는 약한 불로 증건(蒸乾)하여 물엿상으로 한 것이다.

▷ 매육엑기스를 환부에 바른다.

- 초(酸, 苦, 溫)—식초에는 살균작용이 있으므로 무좀에 잘 듣는다.

▷ 세수대야에 식초와 미지근한 탕을 넣어서 30분 정도 발을 담근다. 식초가 피부 속까지 스며들어 식초의 살균작용에 의해 무좀은 치유된다.

동창(凍瘡)

동창은 수족을 도는 혈액의 순환이 나쁘기 때문에 일어난다. 손이나 발이 따뜻해지면 가렵다든가 아프기도 하다. 심한 것으로는 피부가 붕괴되는 것도 있다. 잘 마사지해서 혈행을 좋게 한다.

동창에 좋은 음식은 당근, 귤, 가지, 고추 등이다.

- 당근(甘, 辛, 微溫)—비타민 A를 많이 함유하고 있어 피부에 좋다.
▷ 당근을 갈아서 즙을 만들고 그 즙을 환부에 바르고 마사지 한다. 수일간 계속하면 가려움도 없어지고 좋아진다.
- 귤껍질(苦, 溫)—귤껍질은 피부가 트기 쉬운 사람이 매일 마사지하면 피부가 윤택해진다.
▷ 귤껍질 5개 분량 안쪽의 흰 곳을 뜯어내어 바삭바삭하게 건조시킨다. 이것을 볶아서 가루가 될 때까지 간다. 이에 묵은 생강을 1.8ℓ의 물에 가해 달이고 식혀서 환부를 담군다.
- 가지(甘, 涼)—가지의 꼭지를 사용한다.
▷ 가지의 꼭지를 건조시켜서 이것을 달인 즙으로 마사지한다.
- 빨간고추(辛, 熱)—빨간고추를 3~4개 잘라내어 헝겊에 싸고 구두나 슬리퍼에 넣어두면 동창예방이 된다.

원형탈모증(圓形脫毛症)

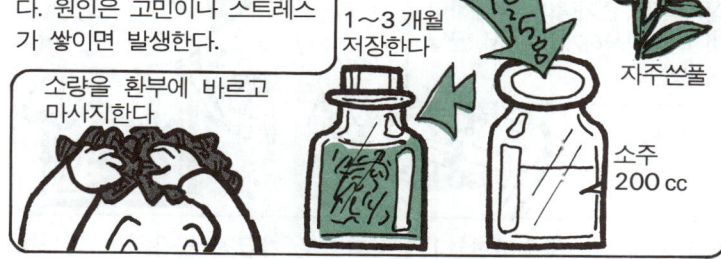

 원형탈모증은 보통의 것은 수개월로 치유된다. 그러나 재발하는 수도 있으므로 주의가 필요하다.
 원형탈모증에 좋은 음식물은 참깨, 자주쓴풀 등이다.
- 참깨(甘, 平)—참깨에는 간, 신을 중심으로 몸을 보하는 강장작용, 머리를 검게 하는 작용이 있으며 피곤하기 쉬운 사람으로 원형탈모증인 사람에게는 최적의 약재이다.
▷ 검은참깨를 상식한다.
▷ 검은참깨와 하수오(何首烏—한약)을 등분하여 분말로 하고 6 g씩 1일 3회로 나누어 식후에 복용한다. 이것을 수개월 계속한다.
- 자주쓴풀(苦, 寒)—자주쓴풀을 소주에 담군 것을 사용한다.
▷ 건조시킨 자주쓴풀 10~15 g을 소주 200 cc에 넣어서 1~3 개월 저장한 것을 1일 1회 소량을 환부에 바르고 마사지한다.

주부습진 (主婦濕疹)

물(水)일이 많은 주부에게서 흔히 볼 수 있으므로 이 이름이 붙여졌다. 손가락이나 손등에 붉은 구진(丘疹)이 나타나며 가려움이 수반된다. 또한 심해지면 손가락이나 손바닥이 바삭바삭하게 되어서 균열이 생긴다.

(그림: 소주 1잔, 매실장아찌 2~3개, 1주일 정도 저장해 둔다, 물 일을 한 뒤 손을 담군다)

합성세제를 사용하면 더 악화되므로 가급적 사용하지 않도록 한다.

주부습진에 좋은 것은 참기름, 가지의 꼭지, 매실장아찌 등이다.

- 참깨(甘, 平)—참깨에 많이 함유되어 있는 비타민E는 피부를 윤택하게 하는 작용을 한다.
▷ 참기름에 건조한 지네와 참깨를 넣고 1일 달여서 앙금을 제거한 뒤 환부에 바른다.
- 가지(甘, 凉)—가지의 꼭지를 사용한다.
▷ 가지의 꼭지로 손을 문지르면 피부의 각질이 제거되어 깨끗해 진다.
- 매실(酸, 平)—매실장아찌를 2~3개 컵 1잔에 넣어서 1주일 간쯤 두었던 것을 사용한다.
▷ 물일(허드렛 일)을 한 뒤 매실장아찌를 담근 술에 손을 담군다.

여성의 병

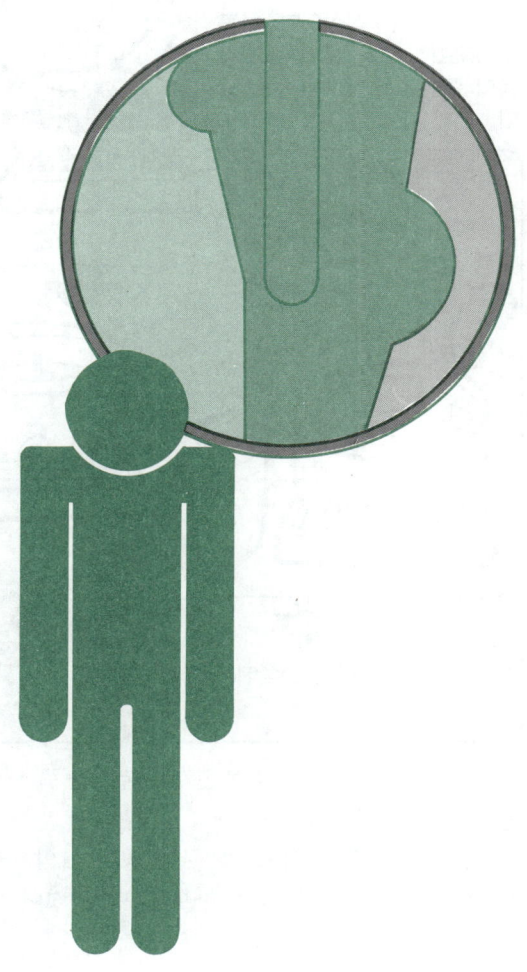

월경불순(月經不順)

월경불순은 호르몬의 밸런스가 무너졌을 때나 정신상태가 불안정해도 일어난다. 5일 이내의 차이는 정상이다. 하복부통, 요통, 두통, 토기, 초조감 등의 증상을 수반하는 수도 있다.

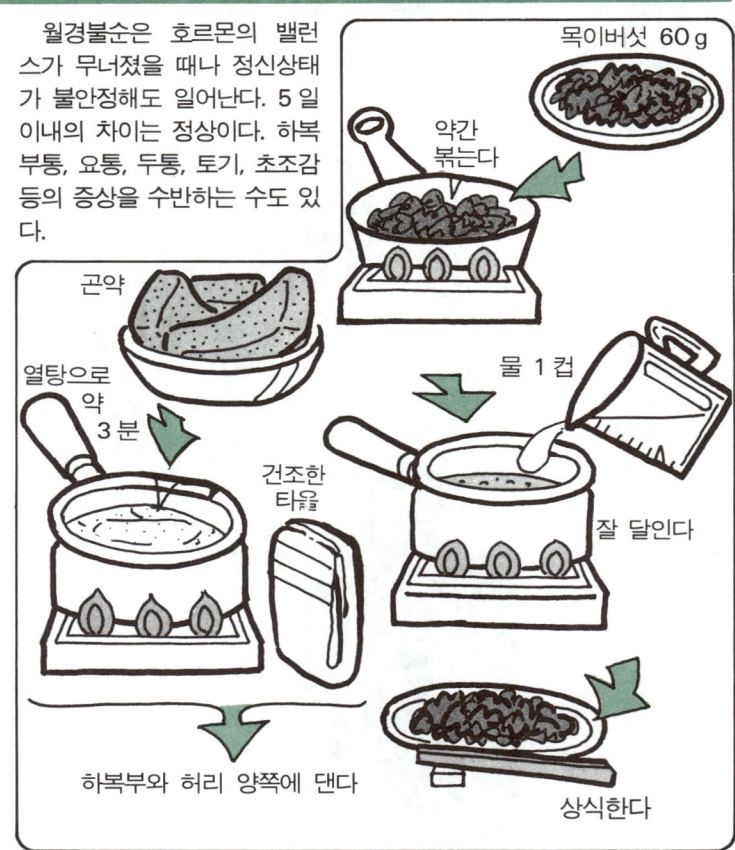

  월경불순에 좋은 음식물은 사프란, 율무, 생강, 곤약, 미나리, 콩, 목이버섯 등이다.
 • 사프란(甘, 平)—사프란은 부인병의 묘약으로서 유명하다.
 ▷ 사프란 1~2개를 작은 잔으로 탕에 넣어 마신다.

- 율무(甘, 微寒)—율무는 몸 속의 수분과 혈액을 정화하는 작용이 강하므로 생리불순에도 많이 사용되고 있다.
▷ 율무의 뿌리를 물로 씻고 건조시킨 것을 달여서 마신다.
- 생강(辛, 溫)—생강은 건조시킨 것을 건강이라고 한다. 몸을 덥히는 작용에 뛰어나다. 냉증으로 월경불순 때문에 고민하는 사람에게 좋다.
▷ 생강 30 g, 대추 30 g, 벌꿀 30 g에 적당량의 물을 가하여 달여 마신다.
- 곤약(甘, 冷)—곤약을 덥혀서 외용으로 사용한다.
▷ 곤약 3개를 열탕으로 3분쯤 달여서 심까지 따뜻하게 하고 건조한 타올로 싸서 하복부와 허리 양쪽에 댄다.
- 미나리(甘, 凉)—미나리는 옛날부터 월경과 관계가 깊은 식물로서 알려져 있다.
▷ 건조시킨 미나리채 500 g을 두사발의 물로 절반이 될 때까지 달여서 마신다. 매일 마시면 좋다.
- 콩(甘, 平)—안태작용(安胎作用)이 있으므로 임부의 상식(常食)에도 좋고 생리불순의 사람에게도 좋은 식품이다.
▷ 검은콩을 볶아서 다시 분말로 하고 1회에 9 g 정도를 차조기 잎을 달인 약으로 마신다.
- 목이버섯(甘, 平)—목이버섯의 주된 효용은 혈액의 정화작용으로 부인과 질환을 비롯하여 동맥경화, 고혈압증, 치질 등에 효과가 있다.

여성으로서 건조한 피부를 개선하는데 미용식으로서도 아주 좋은 식품이다.

목이버섯 속에서도 사천성(四川省)에서 나오는 흰 목이버섯은 유명하다.
▷ 목이버섯 60 g을 조금 볶아서 컵 1잔의 물로 잘 달여서 마신다.

산전산후의 이상 (異常)

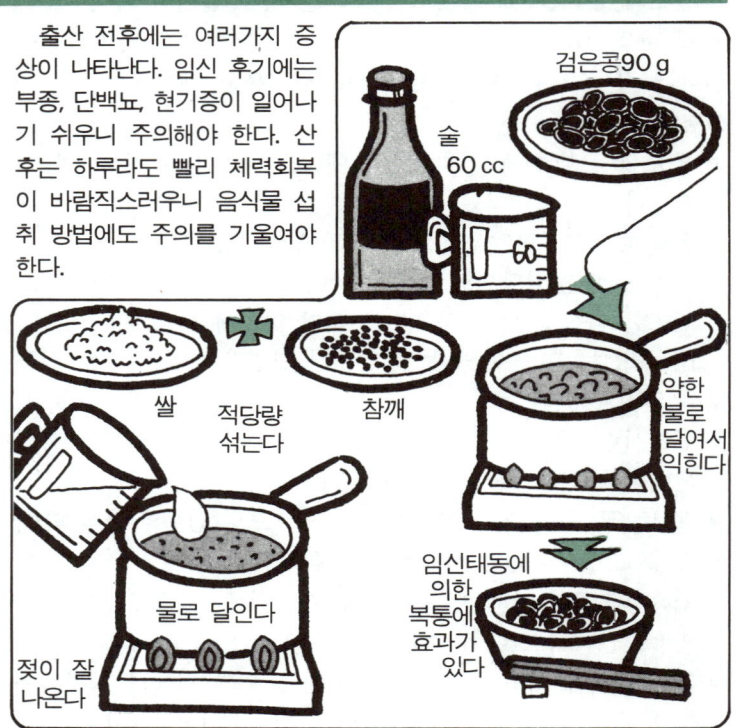

출산 전후에는 여러가지 증상이 나타난다. 임신 후기에는 부종, 단백뇨, 현기증이 일어나기 쉬우니 주의해야 한다. 산후는 하루라도 빨리 체력회복이 바람직스러우니 음식물 섭취 방법에도 주의를 기울여야 한다.

산전산후의 체력증진에는 콩, 차조기, 목이버섯, 복숭아, 찹쌀, 참깨, 호박, 완두콩 등이다.

- **콩(甘, 平)**—안태작용이 있으므로 임산부의 상식(常食)에 적합하다.
  ▷ 검은콩 90g에 술 60g을 가해 약한 불에 달여서 잘 익힌 것을 먹으면 임신태동에 의한 복통에 효과가 있다.
  ▷ 검은콩을 볶아서 절반쯤 태우고 청주에 잠시동안 넣었다가

앙금을 거두어 낸 두릅주를 1회 컵에 1/2 정도 1일 3회로 나누어 마시면 산후의 관절통에 좋다.
- 차조기(甘, 平)―차조기의 열매를 사용한다.
▷ 차조기의 열매 30 g 의 심(芯)을 빼고 죽에 섞어서 먹으면 임산부의 요통에 효과가 있다.
- 목이버섯(甘, 平)―목이버섯은 부인과 계통의 병에 잘 듣는다.
▷ 목이버섯 30 g 을 볶아서 태우고 분말로 해서 따뜻한 술로 마시면 유산방지가 된다.
- 복숭아(酸, 甘, 微溫)―복숭아 꽃을 사용한다.
▷ 복숭아 꽃 6 g 을 술로 달여서 마시면 산후, 후산이 나빠서 붓는 부기에 좋다.
- 찹쌀(甘苦, 溫)―찹쌀은 에너지가 높고 영양가도 풍부하여 임산부의 영양식으로서 사용한다.
▷ 떡을 먹으면 출산후의 체력증진이나 젖이 잘 나오지 않는 사람에게 효과가 있다.
- 참깨(甘, 平)―참깨에는 강장작용, 최유(催乳)작용이 있으며 빈혈로 피곤한 사람에게도 좋은 식품이다.
▷ 참깨와 쌀을 적당량 섞어서 물로 달여 마시면 젖이 잘 나온다.
- 호박(甘, 溫)―호박의 종자는 남과자(南瓜子)라 하여 약용으로서도 뛰어난 효과를 갖고 있다.
▷ 남과자의 껍질을 벗긴 것 120 g 쯤을 볶아서 분말로 하고 1회에 30 g 정도 탕으로 마시면 젖이 잘 나오지 않는 사람에게 효과가 있다.
- 완두콩(甘, 平)―산후, 젖이 나오지 않는 데에 옛날부터 많이 사용되어 왔다.

그밖에 위장허약, 고혈압, 심장병 등에도 사용되고 있다.
▷ 완두콩을 달여서 많이 먹으면 젖이 잘 나온다.

불임증(不姙症)

불임증이란 결혼해서 3년이 지나도 임신을 하지 못하는 경우를 말한다. 원인이 확실할 경우와 잘 알지 못하는 경우가 있다. 남성측에는 무정자증, 여성측에는 배란장해, 난관의 이상, 스트레스 등을 들 수 있다.

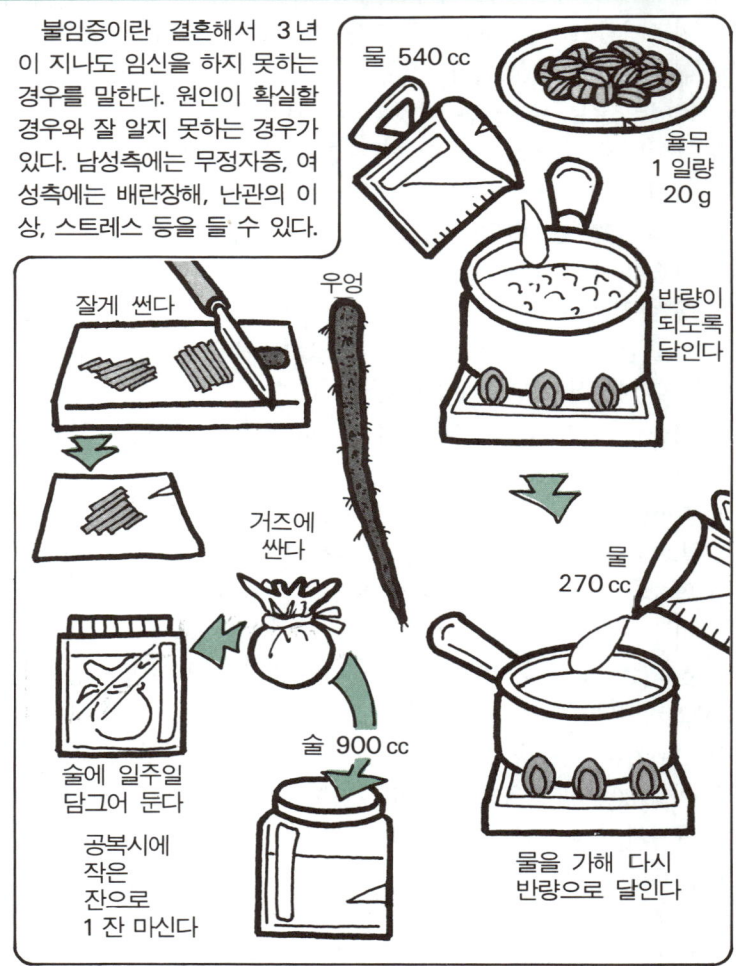

불임증에 좋은 음식물로는 율무, 우엉, 사프란, 콩, 목이버섯

등이다.
- 율무(甘, 微寒)—율무는 성질이 미한이라 했듯이 몸을 냉하게 하는 작용이 있으므로 냉증으로 불임증이 있는 사람은 율무와 함께 잇꽃이나 사프란을 사용하면 좋다.
▷ 율무 20g은 1일량으로서 540cc의 물로 약 절반이 되도록 달이고 다시 270cc의 물을 가해 또 절반이 되도록 달인 것을 매 식전 30분에 마신다. 율무의 앙금도 함께 먹는다. 사프란, 잇꽃을 넣으면 더욱 좋다.
- 우엉(甘, 寒)—우엉은 혈액순환을 촉진하고 부인의 혈도(血道)를 좋게 하며 고혈을 내리는 작용이 풍부하다.
▷ 잘게 썬 우엉을 한줌 거즈에 싸서 0.9ℓ의 술에 담그어 일주일간 둔다. 공복시에 작은 잔으로 1잔 마신다.
- 사프란(甘, 平)—사프란은 옛날부터 부인약으로서 유명하다.
▷ 사프란 15개를 찻잔에 넣어 열탕을 붓고 식은 후 맑은 웃물을 마신다. 5시간 지나면 나머지 앙금에 다시 열탕을 부어 같은 방법으로 마신다.
- 콩(甘, 平)—약효의 효과로는 콩 가운데서도 검은콩이 뛰어나다고 한다. 콩은 현대영양학의 견지에서 보아도 대단히 우수한 식품이다. 양질의 단백질과 지방을 함유하고 비타민 B_1, B_2도 다량으로 함유하고 있다. 신을 보하는 중요한 식물로 불임증인 사람에게도 또 임신하고서도 몸에 좋은 음식물이다. 특히 생리불순으로 불임증인 여성에게는 매우 좋은 식품이다.
▷ 검은콩을 볶아서 분말로 하고 1회에 9g 정도 차조기 잎을 달인 액으로 마시면 좋다.
- 목이버섯(甘, 平)—중국의 고전에서는 목이버섯을 가리켜「눈을 밝게 하고, 기를 돋우며, 임신을 하게 한다」고 기록되어 있다. 역시 생리불순이 있어 불임증이 있는 사람에게 효과가 있다.
▷ 목이버섯 60g을 약간 볶고 한 컵의 물로 잘 달여서 먹는다.

갱년기장해 (更年期障害)

갱년기장해는 일반적으로 여성의 폐경기 쯤에 찾아오는 몸의 부조(不調)를 가리킨다. 두통, 현기증, 어깨결림, 변비, 정신불안 등, 사람에 따라서 증상은 여러가지이다. 특효약은 없으므로 음식 요법이 효과를 나타내는 병의 하나이다.

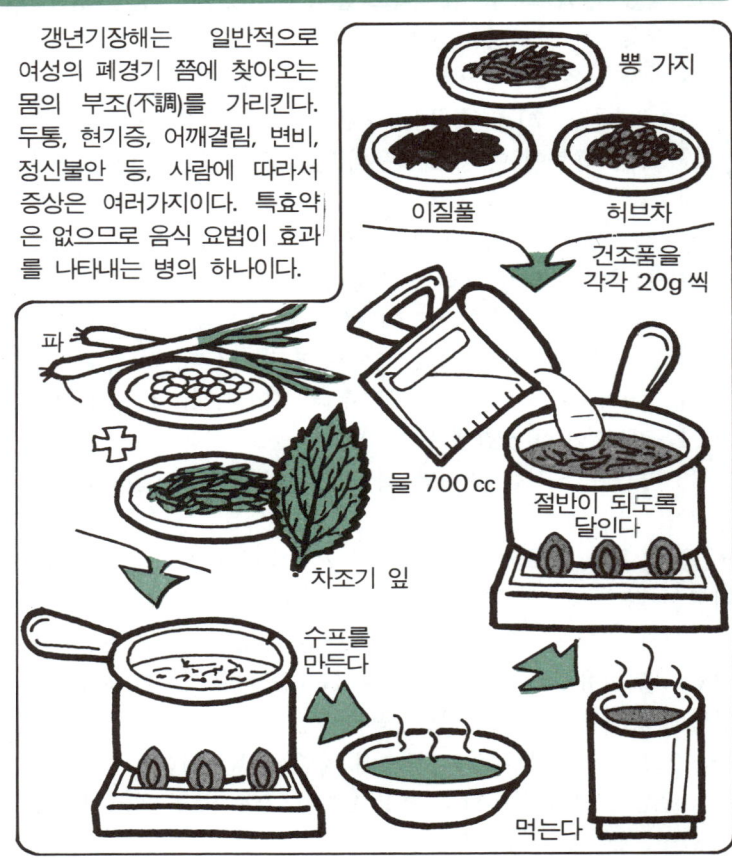

갱년기장해에 좋은 식품은 차조기, 허브차, 사프란, 칡, 금침채, 나리 뿌리, 시금치 등이다.

• 차조기(辛, 溫)—차조기는 정신을 안정시키는 음식이다. 갱년기장해로 초조해하는 사람에게 좋다.

▷ 차조기 잎과 파의 수프를 마신다.
• 허브차(鹹, 平)—동계, 현기증, 어깨결림, 이명, 냉한(冷汗) 등의 증상이 나타나기 시작하는 사람에게 좋다.
▷ 허브차, 이질풀, 뽕의 가지 등 건조품을 각각 20g씩 700cc의 물로 절반이 될 때까지 달여서 마신다.
• 사프란(甘, 平)—냉증, 두통 등의 갱년기장해인 사람에게 좋다.
▷ 암꽃술 10개를 열탕이 든 찻잔에 넣고 색이 나올 때까지 두고 식으면 맑은 윗물을 마신다. 색이 나오는 동안은 몇번이고 사용할 수 있다.
• 칡(甘, 辛, 平)—두통이나 어깨결림이 심한 갱년기장해의 사람에게 효과가 있다.
▷ 1일 2g씩 달여서 마신다.
• 금침채(甘, 凉)—금침채는 별명을 망우, 안신채(安神菜)라고 하듯이 정신불안증이나 불면증에 잘 듣는다. 갱년기장해로 피곤하기 쉽고 초조하기 쉬운 사람에게 좋은 음식이다.
▷ 금침채를 다량으로 사용한 수프를 마신다.
• 나리 뿌리(甘, 平)—나리 뿌리는 갱년기장해인 사람의 정신불안이나 부정수소(不定愁訴)에 효과가 있다. 현대의 정신병이나 노이로제는 옛날 한방에서는 백합병(百合病)이라 해서 백합(나리의 한방약 호칭)이 아니면 치유할 수 없는 병이라고 말할 정도다.
▷ 나리 뿌리(百合根) 7개를 물에 일주일 담그고 다음날 다시 한사발로 달여서 앙금을 제거하고 달걀 노른자를 넣어서 1회 반공기씩 1일 2회로 나누어 마신다.
• 시금치(甘, 寒)—갱년기장해로 고혈압, 변비, 두통, 현기증 등이 있다. 시금치와 간(리버)의 수프는 빈혈증인 사람에게도 좋은 수프이다.
▷ 시금치를 데쳐서 참기름으로 볶은 것을 상식한다.

자궁근종 (子宮筋腫)

자궁근종은 자궁에 혹이 생겨서 점점 커지는 양성(良性)의 종양이다. 증상으로서 월경 기간이 길어지고 월경량이 증가하며, 월경주기가 짧아지고 월경통이 있고 부정출혈이 있는 따위다.

연 열매
1회 10g

연의 열매는 대단히 강한 지혈작용을 한다

1일 3회

분말로 한다

자궁근종은 수술하지 않으면 안되는 병이지만 의사와 잘 상의한 후에 식이요법을 하도록 한다.

자궁근종에 좋은 식품은 곤약, 연, 목이버섯 등이다.

- 곤약(甘, 冷) ― 곤약을 덥혀서 외용으로 사용한다.
▷ 부정출혈이 있을 때는 발목에서부터 냉한 곳이나 결림이 있는 곳에 2~3분 데쳐서 덥힌 곤약을 대고 따뜻하게 한다.

- 연(甘, 平) ― 연의 마디나 열매는 대단히 강한 지혈작용이 있으므로 자궁출혈에 많이 쓰여지고 있다.
▷ 연의 열매를 분말로 해서 1회 10g, 1일 3회 먹는다.

- 목이버섯(甘, 平) ― 목이버섯은 부인과 계통의 질환에 잘 듣는다.
▷ 목이버섯 60g을 조금 볶고 1컵의 물로 잘 달여서 마신다.

어린이 병

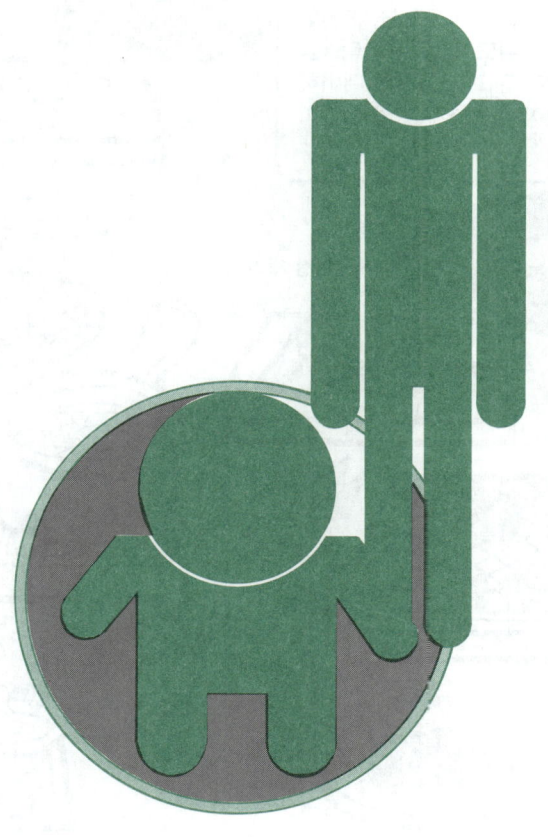

야뇨증 (夜尿症)

야뇨증은 성장하면 대개 없어지므로 걱정할 필요는 없으나 국민학교 고학년이 되어도 치유되지 않는 경우는 본인이나 어머니도 걱정을 한다. 끙끙 앓지 말고 느긋하게 대비하는 것이 치유하기 쉬운 방법이다.

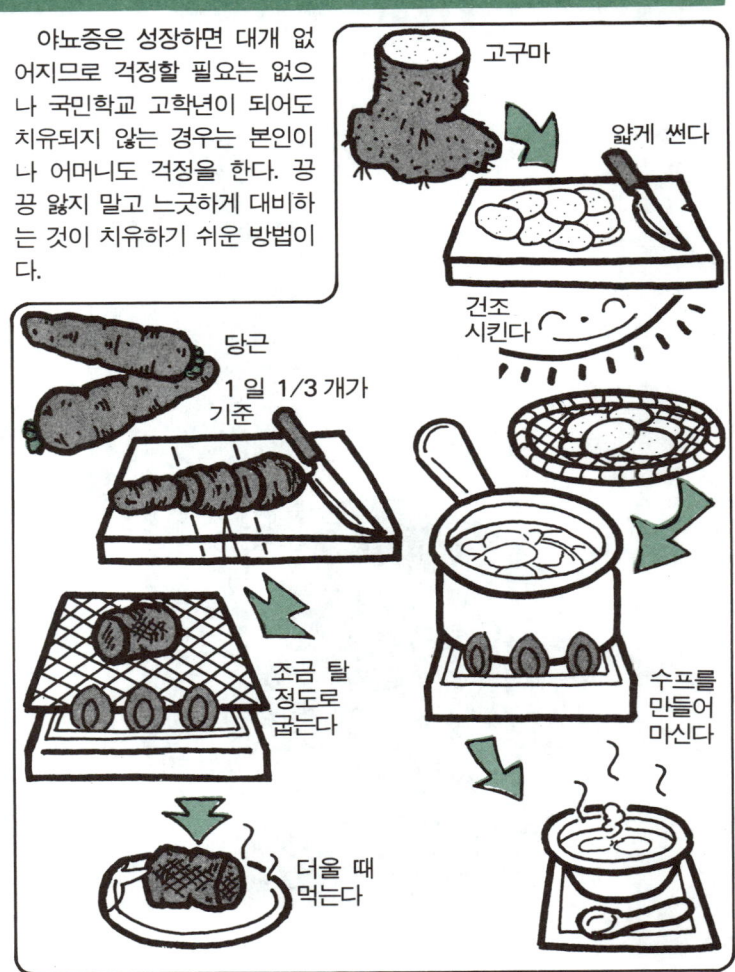

야뇨증에 좋은 음식은 소금, 비파, 찹쌀, 당근, 참마, 은행 등

이다.
- 소금(鹹, 寒)—체중에 염분이 불어나면 수분을 필요로 하여 요량이 감소하므로 밤중에 소변을 누는 회수가 줄어든다.
▷ 잠들기 전에 소량의 소금을 맛보게 한다. 다량의 소금은 역효과.
- 비파(苦, 平)—비파잎이 효과가 있다.
▷ 비파잎의 털을 없애고 씻어서 말린 것을 1회분 2~4g 달여서 식전 1시간 전에 마신다.
- 찹쌀(甘苦, 溫)—찹쌀은 온열작용이 강하고 피곤해 하는 사람, 침한이 있는 사람, 야뇨증의 어린이에게 유효하다. 반대로 부종이 있고 소변이 잘 나오지 않는 사람에게는 오히려 이뇨억제하므로 주의해야 한다.
▷ 잠들기 전에 구운 떡을 1~2개 먹으면 좋다.
- 당근(甘, 辛, 微溫)—당근에는 「하복부를 덥히고 한과 습사(濕邪)를 제한다」는 작용이 있어 야뇨증의 어린이에게도 좋은 식품이다.
▷ 뿌리의 껍질을 조금 태울 정도로 구워서 따뜻할 때 먹는다. 당근 1개를 3일분으로 표준한다.
- 참마(甘, 平)—참마는 한방에서는 산약이라 하고 자양강장, 소화의 촉진, 허약체질의 다한, 지사제, 당뇨병, 대하, 정신권태, 유정, 피로해소, 빈뇨, 야간배뇨과다에 잘 듣는다.
▷ 참마를 얇게 썰어서 건조시키고 그것으로 수프를 만들어 마신다.
- 은행(甘, 苦, 平)—은행을 먹어두면 장기간 오줌을 참을 수가 있다. 야뇨증 어린이에게 구운 은행과 떡을 먹는 습관이 각 지방에 남아 있으나 앞에서 기술하였듯이 찹쌀에도 이뇨작용을 억제시키는 작용이 있으므로 좋은 방법이라고 할 수 있다.
▷ 잠들기 전에 구운 은행을 1~5개 먹으면 좋다.

소아허약체질 (小兒虛弱體質)

허약체질은 마른 형으로 혈색이 좋지 않고 감기에 쉽게 걸리는 타입의 어린이다. 편식하는 어린이나 과보호의 어린이가 이 병에 걸리기 쉽다. 살이 무르고 비만의 어린이, 허약체질의 어린이도 많이 있다.

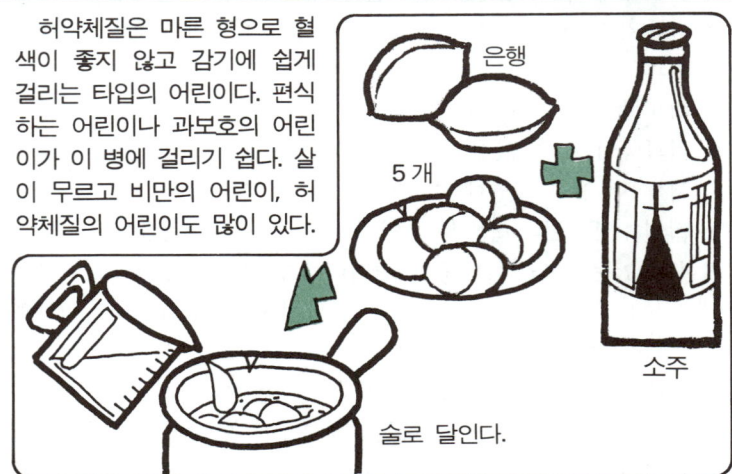

소아허약체질의 어린이는 편식하는 어린이도 많으므로 음식물의 요법도 중요하니 그 점에 신경을 써주어야 한다.

허약체질의 어린이에 좋은 음식물은 로얄제리, 은행, 플룬 등이다.

• 로얄제리(甘, 酸, 平)—로얄제리는 피로회복작용, 식욕증진작용에 좋으므로 허약체질의 어린이에 최적이다.
▷ 로얄제리를 매일 조금씩 마신다.
• 은행(甘, 苦, 平)—설사하기 쉬운 어린이에게 은행이 좋다.
▷ 은행 5개를 술에 달여서 먹는다.
• 플룬(甘, 酸, 平)—자주 피곤하고, 식욕이 없고, 자주 감기에 걸리는 어린이에게는 플룬이 아주 좋다. 철분이 많으므로 빈혈인 사람에게도 최적이다.
▷ 플룬을 1일 5~10개 정도 상식시킨다.

소화불량(消化不良)

영양상태가 나쁘고 발육이 좋지 않은 어린이로서 설사를 만성적으로 계속하고 있는 상태를 소화불량이라고 한다. 안색이 나쁘고 미열이 나며, 유아인 경우는 젖을 토해내고 녹색 또는 백색의 질척한 변이나 물같은 변을 본다.

어린이의 소화불량에 좋은 음식물은 미나리, 당근, 무화과 등이다.

• 미나리(甘, 凉)—어린이의 토사에 미나리가 많이 사용된다.
▷ 미나리 잎을 잘게 썰고 그 달인 즙을 수프로 마신다.

• 당근(甘, 辛, 微溫)—중국의 고전에서는 「윤기를 왕성하게 하고 하복부를 덥혀 한과 습사를 제한다」고 기술하고 있다. 어린이의 소화불량, 백일해, 설사에 많이 사용된다.
▷ 당근을 달여서 매일 먹는다.

• 무화과(甘, 平)—무화과는 위장약으로서의 작용에 뛰어나 지사제도 된다.
▷ 과일을 건조시키고 잘게 썬 것을 볶아서 절반쯤 태운 것에 소량의 꿀을 가해 탕을 부어 차 대신에 마신다.

홍역(紅疫)

홍역은 유치원에서 국민학교 저학년 쯤의 어린이에 일어난다. 이것은 바이러스 감염에 의한 전염병이다. 처음에는 풍사와 증상이 비슷하나 열이 내릴 즈음에 발진이 몸에 나타난다.

홍역에 걸린 어린이에 좋은 식품은 찹쌀, 현미, 무우, 금귤 등이다.

- 찹쌀(甘苦, 溫)—홍역의 초기에 잘 듣는다.
▷ 찹쌀 죽을 쑤어 먹는다.
- 현미(甘, 溫)—발진을 촉진하기 위해서 마신다.
▷ 현미와 잘게 썬 우엉과 무우를 넣어 달여서 그 즙을 마신다.
- 무우(辛, 甘, 寒)—목의 통증을 없애준다.
▷ 무우를 컵으로 4 분의 1 정도 갈아서 그것에 새끼손가락 한마디 정도의 생강을 갈아 넣고 물엿이나 꿀을 가해 마신다.
- 금귤(酸, 寒)—홍역의 경과를 가볍게 지낼 수 있도록 한다.
▷ 과일 5~6 개에 설탕 2 수저를 가해 360 cc 의 수세미외 물로 달인다. 이 액을 조금씩 마시게 한다.

항아리손님

항아리손님은 유행성 이하선염(流行性耳下腺炎)이라고도 한다. 유치원 아동에서 국민학교 저학년의 어린이가 걸리기 쉬운 병이다. 증상은 가벼운 것도 있으나 중증일 때는 발열, 두통, 식욕부진, 구토가 있는데 어느 것이든 귀 아래가 아프고 부어오른다.

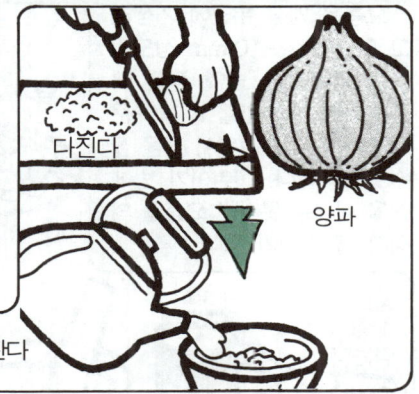

탕을 부어 더울 때 마시고 잔다

항아리손님에 걸린 어린이는 귀 아래가 붓고 입을 크게 벌릴 수 없으므로 입을 크게 벌리지 않고 먹을 수 있는 것을 중심으로 한다. 항아리손님의 어린이에 좋은 음식물은 무우, 양파, 두부 등이다.

- 무우(甘, 辛, 寒)—귀 아래가 부어서 입을 벌린다든가 음식을 씹으면 아파서 어쩔줄 몰라할 때에 사용한다.
▷ 무우를 갈아서 짠 즙을 귀에 2~3방울 떨어뜨리면 통증이 부드러워 진다.
- 양파(辛, 甘, 溫)—오한이 있어 잠을 잘 수 없을 때에 사용한다.
▷ 다진 양파에 열탕을 부어 따뜻할 때 마시고 잔다.
- 콩(甘, 平, 寒)—두부를 습포약으로 사용한다.
▷ 두부의 물기를 빼고 썰어서 밀가루와 매실초를 약간 가해 반죽하고 이것을 거즈 위에 1cm 두께로 펴서 귀 아래에 붙인다.

요충(蟯蟲)

요충은 맹장 부근에 기생하고 있으며 2~10 mm 정도의 작은 벌레이다. 밤에 잠잘 때 항문으로 나와 알을 낳기 때문에 어린이가 가려워서 잠을 잘 수 없게 된다. 어린이가 밤에 잠을 제대로 못자면 요충을 의심해 볼 필요가 있다.

남과자(호박씨)
50~100 알
볶는다
꿀을 넣고 1일 2회 먹는다
꿀
가루를 만든다

요충 퇴치에 좋은 음식은 호박, 마늘 등이다.

- 호박(甘, 溫)—호박의 씨는 남과자(南瓜子)라 하여 요충이나 회충 따위 구충약으로서의 작용이 있다.

호박에는 설사작용이 있으므로 그 방법을 사용하는 경우도 있다.

▷ 남과자를 볶아서 50~100 알쯤 잘 갈아서 분말로 하고 거기에 꿀을 가해 1일 2회 먹는다.

▷ 호박을 생으로 먹는다. 2일쯤 가벼운 설사를 일으킬 때까지 계속한다.

- 마늘(辛, 溫)—마늘에는 여러가지 약효가 있으나 구충약으로서도 효과가 있다.

▷ 마늘을 달여서 그 액으로 항문을 씻으면 좋다.

증상별 치료법

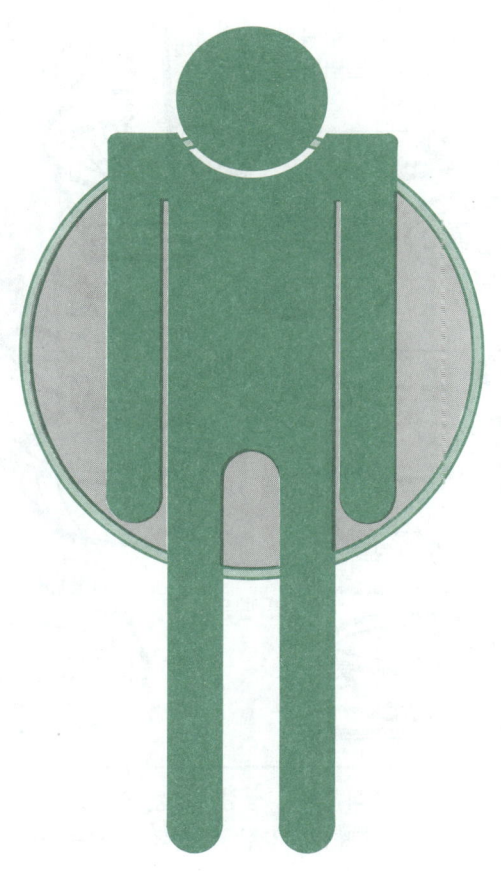

발열 (發熱)

열이 나는 병은 여러가지로 풍사, 편도선염, 인플루엔자, 중이염, 골수염 등이 있다. 열이 나면 식욕도 없어지고 두통도 있어 괴로운 것이다. 주위의 재료로 열을 내리는 방법을 알고 있으면 편리하다.

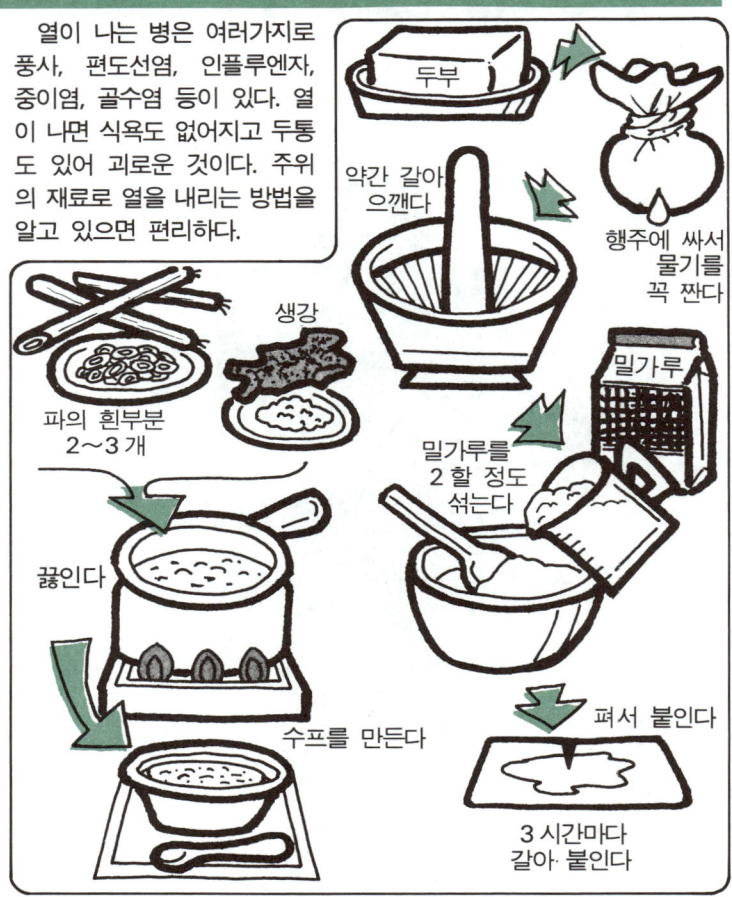

발열 때에 좋은 음식은 파, 생강, 우엉, 연근, 현미, 콩 등이다.
- 파(辛, 溫) — 신미(辛味)가 강한 음식물은 모두 발한작용이 있으며 풍사의 초기에 사용하면 열을 내릴 수 있다.

▷ 파의 흰부분 15g, 두시(한약방에 있다) 15g을 3홉의 물에 달여서 마신다.
▷ 파의 흰부분 2~3개에 생강을 조금 가해 수프로 해서 마신다.
▷ 파의 흰부분 20g과 마늘 10g을 잘게 썰어서 그것을 달여 마신다.
• 생강(辛, 溫)—풍사의 초기 발열에 잘 듣는다.
▷ 생강 6g, 파의 흰부분 1개를 2홉의 물로 충분히 달인다. 그 수프를 마신다.
▷ 생강 3편, 차조기 잎 6g, 양파 1개를 사용해서 수프를 만들어 마신다.
▷ 생강 6g을 강판에 갈아서 열탕에 넣고 꿀을 가해 마신다.
• 우엉의 씨(辛, 平)—우엉의 씨를 한방에서는 우방자(牛旁子) 또는 대역자(大力子)라고 하며 그것은 해열작용에 뛰어나다. 편도선염, 인두염 등의 해열, 소염작용이 있으며 목이 아프고 열이 있는 경우에 효과가 있다.
▷ 우방자 10g, 도라지, 감초 각 3g쯤 가해서 달여 마신다.
• 연근(甘, 平)—열이 있어 목이 갈할 때 효과가 있다.
▷ 연근 죽을 만들어 먹는다.
• 현미(甘, 溫)—풍사를 열이 있을 때에 현미 수프를 만들어 먹으면 좋아진다.
▷ 현미를 조금 태울 정도로 볶고 아주 약간의 식염으로 간을 맞추고 적당량의 물을 부어 달인다. 이것에 소량의 생강과 긴파 흰부분을 잘게 썰어 넣으면 더욱 좋다.
• 콩(甘, 平)—두부를 습포약으로서 사용한다.
▷ 두부를 헝겊에 싸서 수분을 잘 짜고 절구로 으깬 다음 밀가루를 2할 정도 섞어 펴서 붙인다. 3시간마다 교환해서 붙인다.

피로권태감 (疲勞倦怠感)

피로는 근육 등 몸을 지나치게 혹사하면 누구에게나 일어나는 현상으로 병은 아니다. 그러나 피로가 겹치면 그것으로 인하여 여러가지 병에 걸리는 수도 적지 않다. 피로는 가급적 그때 그때 풀도록 하는 것이 좋다.

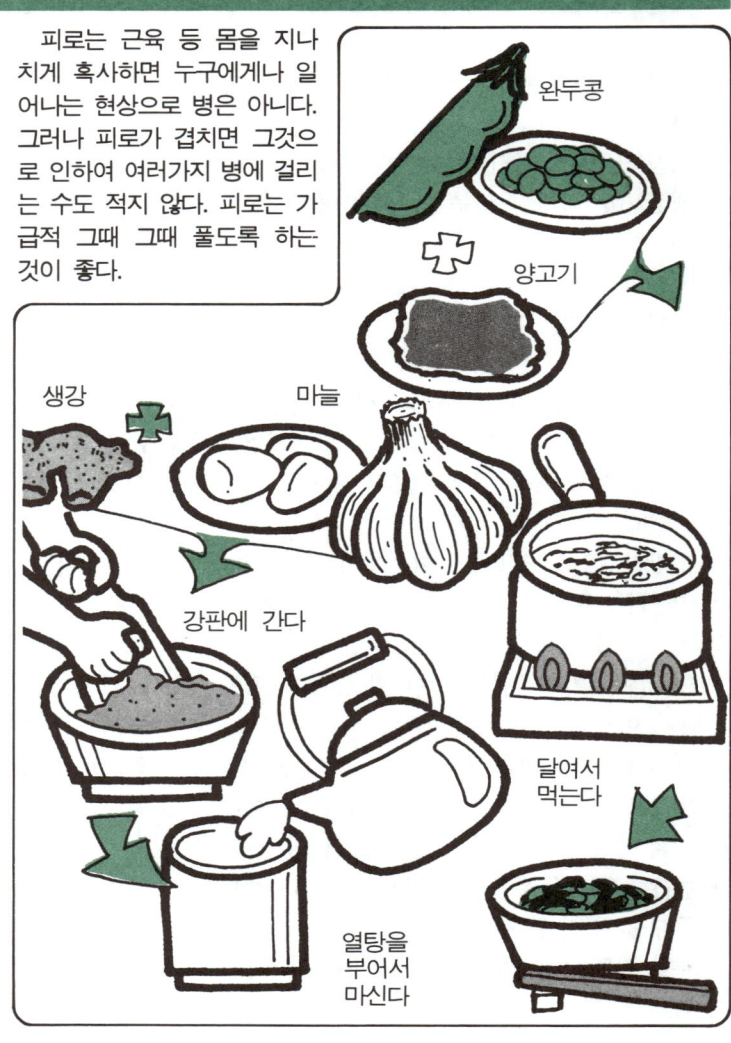

피로를 푸는 데에 좋은 음식물은 참깨, 마늘, 생강, 현미, 찹쌀, 콩, 완두콩 등이다.
* 참깨(甘, 平)―중국에서는 옛날부터「신체가 약해서 마르고 피곤한 몸을 보한다」고 하여 왔다.
▷ 검은 참깨를 볶아서 호두를 가해 분말로 하고 꿀을 섞어 잘 혼합한 것을 1 회 2 수저, 1 일 2 회로 나누어 먹는다.
* 마늘(辛, 溫)―마늘은 전신을 자극하여 활기를 준다. 3 개월 정도 계속하면 말초혈관까지 작용해서 전신에 활력을 넘치게 할 수가 있다.
▷ 마늘과 생강을 갈아 으깨서 열탕을 부어 마신다.
* 현미(甘, 溫)―현미는 비타민 B 류를 비롯하여 대단히 영양가가 풍부하며 또 혈액의 정화 및 혈액촉진작용이 있으므로 소모성질환이나 평상시 기운이 없고 피곤을 느끼며 안색이 좋지 않은 사람의 체질개선에 아주 좋다. 현미는 높은 에너지가 있으므로 현미를 상식하면 거의 육류를 먹을 필요가 없다. 냉증인 사람이 현미를 먹으면 점점 몸이 더워져서 감기에 걸리지 않게 된다.
▷ 현미를 상식한다. 위장이 약한 사람은 잘 씹어서 먹도록 한다.
* 찹쌀(甘苦, 溫)―찹쌀의 효용은 현미와 거의 같으나 에너지는 찹쌀 쪽이 높아서 자주 피곤한 사람이나 침한을 흘리는 사람에게 좋다.
▷ 돼지고기나 쇠고기가 든 즙에 떡을 넣어 먹는다.
* 콩(甘, 平)―콩은 침한을 흘리는 사람이나 피곤해 하는 사람에게 좋으며, 발열 후나 과로가 쌓였을 때는 침한이 되기 쉬우므로 이와 같은 때에 사용하면 효과가 있다.
▷ 검은콩 껍질 9 g과 밀기울 9 g을 물로 달여서 마신다.
* 완두콩(甘, 平)―위장이 약한 사람에게 좋은 식품이다.
▷ 완두콩과 양고기를 함께 달여서 먹으면 효과가 있다.

상기(흥분)

상기(上氣)되면 볼이나 귀가 붉어지고 머리 전체가 멍하며 무거워진다. 자율신경실조증(自律神經失調症), 갱년기장해, 동맥경화증, 바세도우병, 고혈압 등으로 일어나는 수가 많다. 하반신이 차지며 상기되는 경우도 있다.

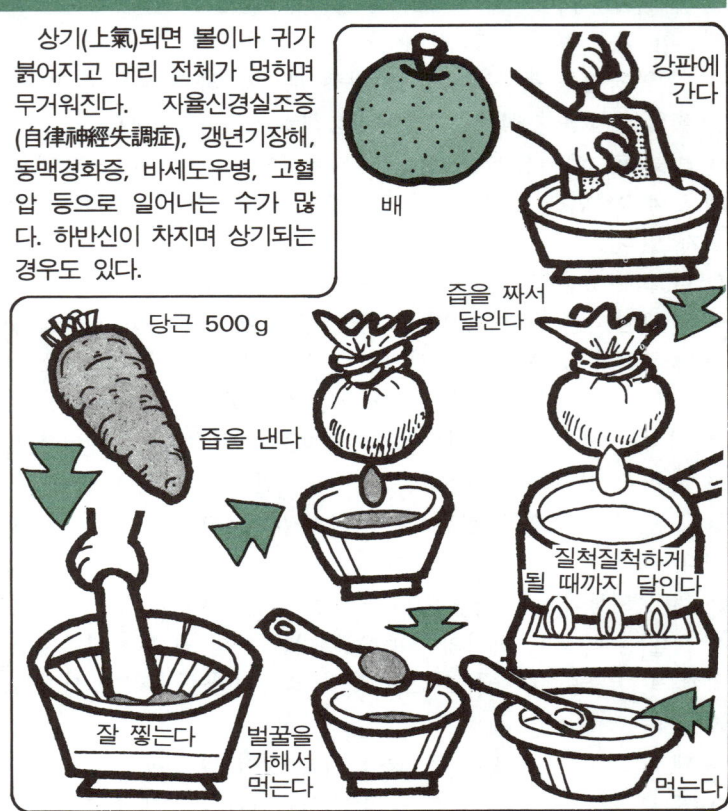

상기에 좋은 음식물은 당근, 참깨, 허브차, 시금치, 배, 미나리 등이다.

• 당근(甘, 辛, 微溫)—중국에서는 옛날부터「상기(흥분)를 가라앉히고 중(中)을 보하며 흉부 및 위장의 활동을 촉진하고 오장을 안정시켜 식용을 증진시키는데 유익하며 손해 볼 일은 없다」고

한다.
▷ 당근 500 g을 잘 으깨서 그 즙에 꿀을 가해 마신다.
• 참깨(甘, 平)―참깨에는 비타민 E가 많이 함유되어 있어 변통을 좋게 하는 작용이 있다. 변비가 있고 상기되는 사람에게 효과가 있다.
▷ 참깨 60 g, 쌀 60 g, 아몬드 15 g을 물에 담근 뒤 절구에 찧어서 질척질척하게 만들어 달여서 설탕이나 꿀을 타서 먹는다.
• 허브차(鹹, 平)―이것도 가벼운 변비가 있어 상기되는 때에 좋은 방법이다.
▷ 허브차와 율무를 10 g씩 섞어서 540 cc의 물로 절반이 되도록 달인다. 다 달인 후 다시 물을 270 cc 가하여 또 절반이 될 때까지 달여서 이것을 1일량으로 차 대신에 마신다.
• 시금치(甘, 寒)―시금치는 중국의 고전에서 「오장의 활동을 촉진하고 장을 통하게 하며 위열을 해소시키고 주독을 없애며 목의 갈증을 없애고 윤활하게 하는 작용이 있다」고 기술하고 있다. 시금치는 동양뿐만이 아니라 뽀빠이를 상기시킬 수 있는 것처럼 서양에서도 영양이 풍부한 야채로서 높이 평가 받고 있다.
　변비가 있다든가 고혈압으로 상기되는 사람에게 효과가 있다.
▷ 시금치를 살짝 데쳐서 참기름으로 볶은 것을 상식한다.
• 배(甘, 微酸, 寒)―배에는 염증을 억제하는 작용이 있으며 열이 있어 수족이 화끈거리는 경우에 유효하다.
▷ 배의 즙을 달여서 질척질척하게 된 것을 먹는다.
• 미나리(甘, 凉)―미나리는 고혈압을 내리는 작용이 있으며 고혈압에 의한 상기(홍분)에 좋은 식품이다.
▷ 미나리채 500 g을 물로 달여서 그 수프에 설탕을 조금 가해 차 대신에 마신다.

냉 증 (冷症)

손이나 발, 허리에 냉감을 느끼는 증상으로 여성에게 많이 볼 수 있다. 냉해지면 두통이나 흥분, 현기증, 초조감 등도 수반하는 수가 있다. 원인은 잘 모르지만 자율신경실조나 호르몬에 관계가 있는 것이 아닌가 하는 말도 있다.

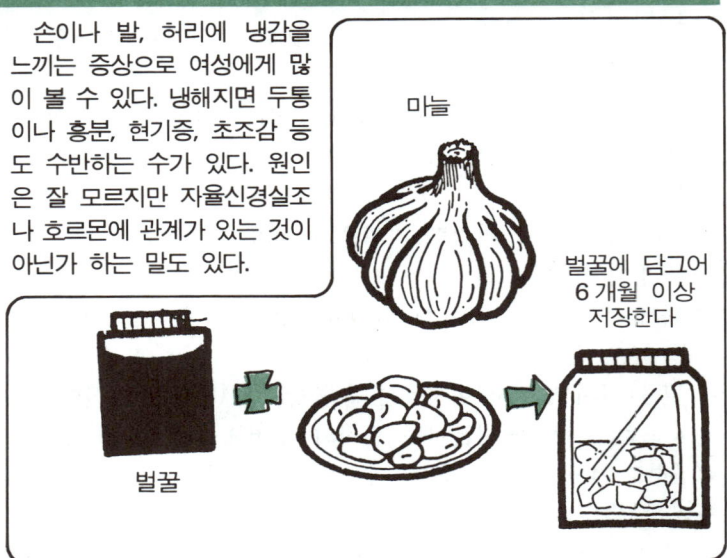

냉증에 좋은 음식은 무우, 마늘, 곤약, 쑥, 생강 등이다.

- 무우(辛, 甘, 寒) — 이 경우는 무우잎 말린 것을 사용한다.

▷ 건조한 잎을 욕제(浴劑)로 사용하면 효과가 있다.

- 마늘(辛, 溫) — 마늘은 몸을 덥히는 작용이 있으나 많이 먹는다고 좋은 것은 아니다. 보통 하루에 1~3쪽 정도가 적당량이다.

▷ 마늘의 엷은 껍질을 벗기고 꿀에 담그어 6개월 쯤 저장해 둔다. 1일 1~2쪽 먹으면 냉증이 낫는다. 적어도 1~2개월간 계속해야만 효과가 있다.

- 곤약(甘, 冷) — 이 경우의 곤약은 외용으로 사용한다.

▷ 곤약을 열탕으로 2~3분 달이고 심까지 따뜻하게 하여 마른 타올로 싸서 냉한 발이나 허리에 댄다.

입 덧

입덧은 생리적 현상으로 병은 결코 아니다. 그러나 본인에 있어서는 고통스러운 일이 아닐 수 없다. 구토, 식욕부진, 두통, 현기증, 변비, 전신권태 등이 수반되는 수도 있다. 식성이 바뀔 수도 있으나 개인차에 따라 각각 다르다.

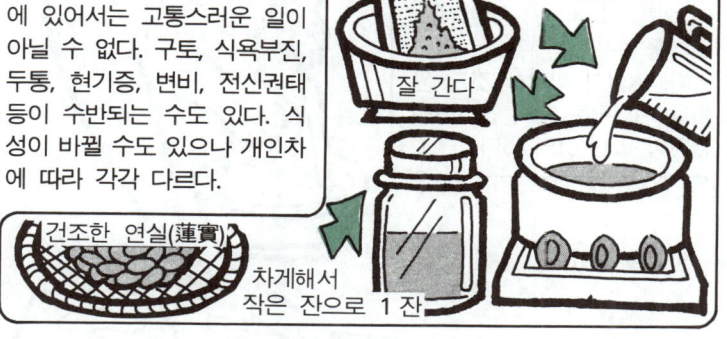

입덧에 약은 사용하지 않는 편이 좋다. 입덧에 좋은 음식은 부뚜막의 흙, 생강, 연 등이다.

- 부뚜막의 흙(辛, 微溫) — 옛날부터 전해지고 있는 유명한 방법이다. 그러나 복룡간(伏龍肝)이라는 당당한 한약인 것이다.
▷ 오랜 솥의 누렇게 탄 부분을 긁어낸다. 부뚜막의 흙 20g을 물 200cc에 넣고 15분 정도 달이고 윗물을 1일 3회로 나누어 마신다.
- 생강(辛, 溫) — 한방에서는, 토기가 있는 사람에게는 반드시 생강이 사용된다.
▷ 묵은 생강을 얇게 썰어 불에 조금 쪼인 것을 입에 문다.
- 연(甘, 平) — 연의 열매는 중국과자의 재료로서는 알려져 있으나 정신안정작용에도 우수하고 입덧에도 효과가 있다.
▷ 건조한 연실(蓮實)을 갈아 물을 가하고 10분쯤 달인다. 이 즙을 차게 해서 작은 술잔으로 1잔씩 1일 3~4회로 나누어 마신다.

두통 (頭痛)

두통은 풍사나 발열 때문에 일어나는 것, 생리시나 갱년기에 의해 일어나는 것, 현기증, 토기를 수반하는 것 등 많이 있다. 원인이 확실한 것은 원인을 치료하는 것이 선결이나 원인이 없는 것도 있다.

무우를 갈아 만든다

마늘 10g

파의 흰부분 20g

거즈에 무우를 갈아서 편다

잘게 썬다

물을 넣고 달인다

달여서 마신다

두통에 좋은 음식은 매실, 무우, 차, 파, 시금치, 은행 등이다.
- 매실(酸, 平)—일본에서는 옛날부터 행해온 방법이다. 매실을 외용약으로서 사용한다.
▷ 말린 매실의 종자를 제거하고 살을 바깥쪽으로 해서 관자놀이에 붙인다.
- 무우(辛, 甘, 寒)—무우는 차게 하는 작용이 있으므로 두통이 있을 때에 외용약으로서 사용되고 있다.
▷ 편두통일 때, 무우를 썰어 짠 즙을 아픈 쪽의 코에 붙인다.
▷ 무우 간 것을 거즈에 펴서 머리를 차게 한다.
- 차(甘, 苦, 微寒)—중국의 고전에서도 차의 「기미는 어디까지나 한(寒)이므로 정려근검(精勵勤儉)의 사람이 마시는데 적당하다. 만약 열이 있어 목이 칼칼하고 기가 허해 두통이 있다든가 눈이 침침하다든가 사지가 화끈거리고 모든 관절이 편안하지 않을 때 차를 4~5잔 조금씩 마시면 감로(甘露—가장 맛있다고 하는 상상의 음료)에 뒤지지 않는다」고 기술되어 있다.
눈에 충혈이 있고 부종을 앓는 사람의 두통에 효과가 있다.
▷ 차를 상용한다.
- 파(辛, 溫)—발한 작용이 있으므로 풍사의 초기에 두통이 나는 경우에 잘 듣는다.
▷ 파의 흰부분 2~3개에 생강을 약간 가해서 수프를 만들어 마신다. 마신 후에는 옷을 두껍게 입고 가볍게 발한 시키도록 하면 보다 효과적이다.
▷ 파의 흰부분 20g과 마늘 10g을 잘게 썰어서 달여 마신다.
- 시금치(甘, 寒)—고혈압을 수반하는 두통에 효과가 있다.
▷ 은행을 볶아 분말로 하고 1회 3~4g을 대추와 섞어 달여 약으로 마신다.

빈혈(貧血)

빈혈이 있으면 두통, 현기증, 이명, 동계, 숨이 참, 전신 권태, 탈력감, 수족이 저림, 일어서면 아찔해지는 증상이 된다. 철분이 부족하면 몸에 여러가지 장해가 나타나기 쉬운 것이다.

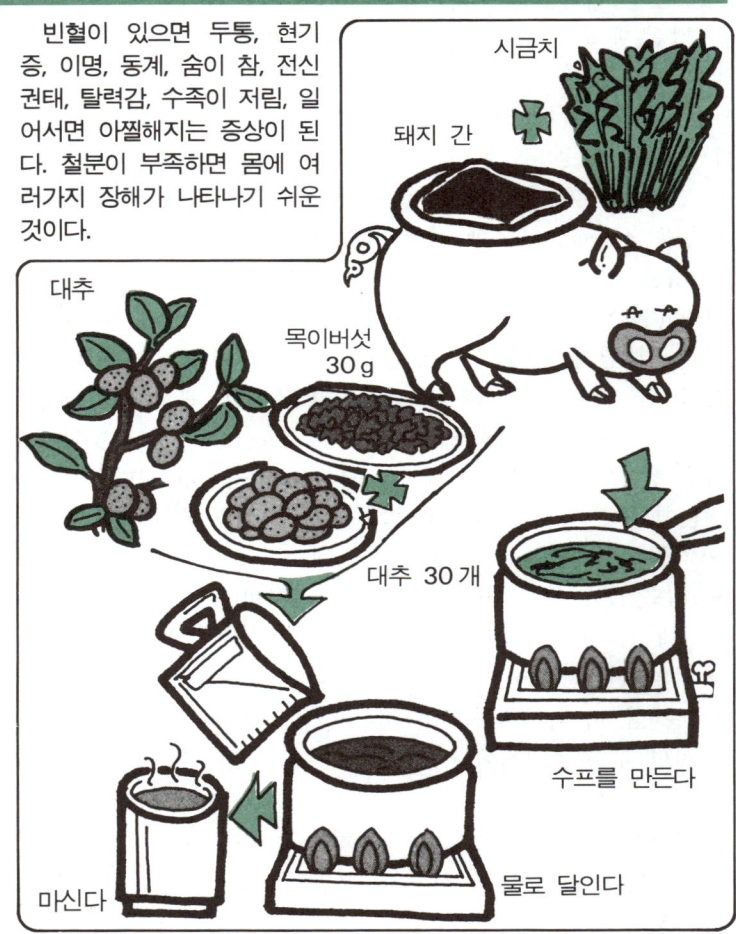

빈혈에 좋은 음식물은 금침채, 시금치, 차조기, 목이버섯, 플룬, 다시마, 로얄제리 등이 있다.

- 금침채(甘, 凉)―중국에서는 현재도 빈혈증에 많이 사용하고 있다. 금침채를 물에 데쳤을 때 물이 검어지는데 이것은 철분이 배어나왔기 때문이므로 이 물을 버리지 않도록 한다.
▷ 금침채를 상식한다.
- 시금치(甘, 寒)―시금치는 비타민이나 철분을 많이 함유하고 있는 것으로 유명하다.
▷ 시금치와 돼지 간으로 수프를 만들어 마신다.
- 차조기(辛, 溫)―차조기와 심향(沈香), 소회향(小茴香), 계피를 넣어 만든 소주를 차조기주(酒)라 하고 이것은 빈혈에 좋다고 한다.
▷ 차조기주를 1회 20~30 ml 쯤 마신다.
- 목이버섯(甘, 平)―목이버섯은 혈액의 정화작용이 풍부하여 빈혈에 효과가 있다.
▷ 검은 목이버섯 30 g, 대추 30개를 물로 달여서 마신다.
- 플룬(甘, 酸, 平)―플룬은 금침채와 나란히 철분의 함유량이 대단히 많은 식품이다. 100 g의 드라이플룬 속에 함유된 철분의 양은 3.9 mg이나 있다. 병원에서 주는 철분은 위에 부담을 주어 설사하기 쉽다. 더구나 철제(鐵劑)의 복용을 멈추면 곧 원상태로 돌아가고마는데 음식물에서 섭취하는 철분은 위장에도 부담을 주지 않고 곧 배설되는 일도 없다.
▷ 매일 플룬을 10개 정도 먹는다.
- 다시마(鹹, 寒)―다시마는 철분이나 동(銅)을 대단히 많이 함유하고 있다. 100 g에 함유된 철분의 양은 10~14 mg이나 된다.
▷ 다시마를 상식한다.
- 로얄제리(甘, 酸, 平)―로얄제리에는 증혈작용(增血作用)이 있어 빈혈에 효과가 있다.
▷ 로얄제리를 1일 300~600 mg 섭취한다.

치질 (痔疾)

치질에는 숫치질이라고 하는 치핵, 열치라고 하는 항문 열상(肛門裂傷), 치루(痔瘻)의 세 가지가 있다. 이중 치루는 세균성의 것이 많으므로 전문의의 치료를 받지 않으면 안된다. 가정에서는 변비에 유의하고 알코올, 향신료는 삼가해야 한다.

무화과
물로 달인다
잘 달인다
목이버섯 30g
설탕 60g
1일 2회 공복시에 먹는다

기본적으로는 항문부를 청결히 하고 통증이 심할 때는 미지근한 물을 탈지면에 적셔서 가볍게 누르면 닦는다. 입욕(入浴)은 국소의 울혈을 씻고 청결을 유지하는 데에 효과적이다.

치질에 좋은 음식물은 팥, 감, 호박, 무화과, 참깨, 목이버섯, 동아, 금침채 등이다.

- 팥(甘酸, 平)—화농한다든가 울혈을 푸는 작용이 있다.

▷ 팥의 분말과 메밀가루를 혼합하여 흰 무궁화 꽃을 달인 즙으로 마시면 치질에 좋다.
• 감(甘, 澁, 寒)—치질의 출혈에 효과가 있다.
▷ 건시(乾柿)를 먹는다.
• 호박(甘, 溫)—호박씨는 남과자라 해서 치질에 효과가 있다. 외용약으로서 사용한다.
▷ 남과자 1kg을 달여서 그 달인 액으로 환부를 1일 2회 씻는다. 암치질에 잘 듣는다.
• 무화과(甘, 平)—무화과는 치질의 치료에 옛날부터 사용되어 왔고 특히 치질출혈하는 데에 효과가 있다.
▷ 무화과의 열매를 1회에 1~2개, 1일 2회 공복시에 먹든가 물로 달여서 마신다.
▷ 환부가 부어서 아플 때는 엽병(葉柄)의 백색 유즙을 환부에 바른다.
▷ 무화과의 과실이나 잎을 달여서 좌욕(坐浴)한다.
• 참깨(甘, 平)—장을 윤활하게 해서 대소변이 잘 나오게 하고 치질에도 효과가 있다.
▷ 참깨를 볶아서 벌꿀을 가한 것을 상식한다.
▷ 참깨를 달인 액으로 환부를 씻는다.
• 목이버섯(甘, 平)—목이버섯은 혈액을 정화하고 치질의 울혈을 제거한다.
▷ 목이버섯 30g, 설탕 60g을 잘 달여서 먹는다.
• 동아(甘, 寒)—동아는 열을 내리는 작용이 있으므로 치질의 통증이나 부기를 제거하는데 효과가 있다.
▷ 동아를 달인 즙으로 씻는다.
• 금침채(甘, 凉)—치질출혈에 효과가 있다.
▷ 금침채 30g을 적당량의 물로 달여서 소량의 설탕을 가해 아침 식사 1시간 전에 마신다.

기 침

기침은 감기에 걸렸을 때나 백일해, 폐결핵 등에 걸렸을 때 나오는 하나의 증상이다. 밤에 잠을 잘 때의 기침은 괴롭고 불면의 원인도 된다. 또 기침을 함으로써 몸의 에너지를 소모시키므로 가급적 빨리 고쳐야 한다.

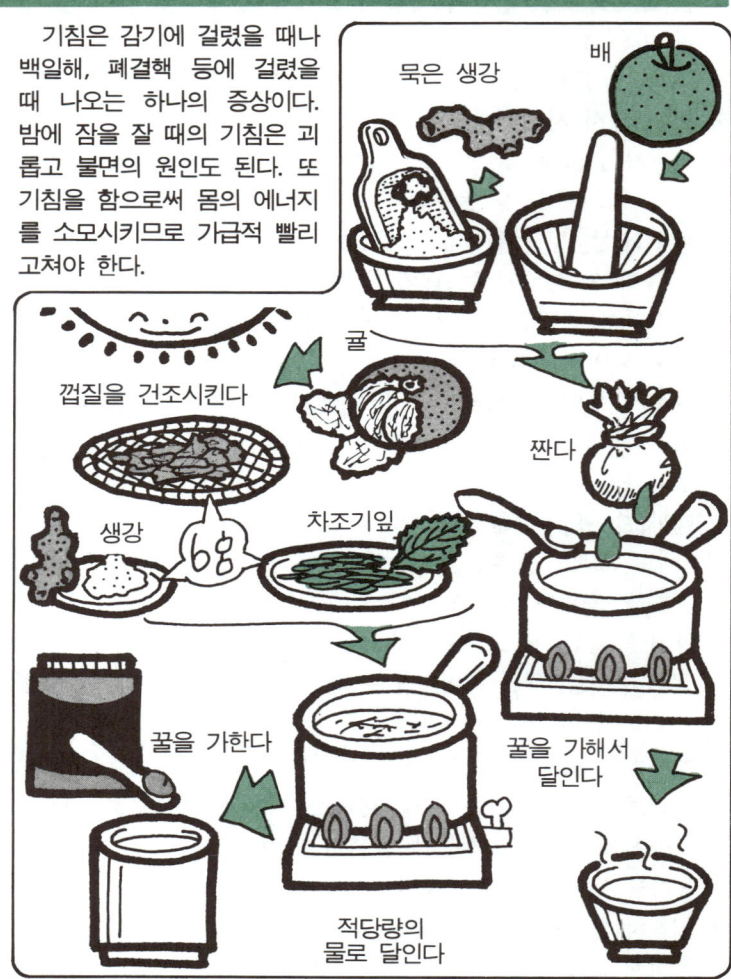

기침에 좋은 음식물은 연근, 무우, 참마, 은행, 귤, 배 등이다.

- 연(甘, 平)—연을 짠 즙을 사용한다.
▷ 연뿌리를 짠 즙을 마신다.
- 무우(辛, 甘, 寒)—무우는 진해, 거담, 목의 아픔을 제거하는 작용이 있다.
▷ 무우 간 것을 컵의 1/4 정도 만들고 생강을 조금 갈아 넣고 열탕을 부어서 마신다.
▷ 껍질째 무우를 주사위 모양으로 썰고 꿀이나 물엿을 무우 200 g 마다에 1컵의 비율로 가한다. 2~3시간 그대로 내버려 두고 무우가 떠오르면 그 무우를 끄집어낸다. 작은 수저 1개의 분량으로 먹는다.
- 참마(甘, 平)—참마는 만성기관지염과 같은 기칠에 효과가 있다.
▷ 참마와 사탕수수(없으면 꿀도 좋다)를 짠 즙을 1회 15 cc, 1일 2회로 나누어 마신다.
- 은행(甘, 苦, 平)—은행이 호흡기에 대한 작용은 유명하다.
▷ 은행 10~12 g 을 볶아서 껍질을 벗겨 물로 달인 것에 꿀을 쳐서 먹으면 좋다.
- 귤껍질(苦, 溫)—귤껍질을 건조시킨 진피를 사용한다.
▷ 진피(陳皮), 생강, 차조기잎 각 6 g 을 적당량의 물로 달여서 꿀을 가해 마신다.
▷ 진피(陳皮) 9 g, 복숭아 1개, 생강 3쪽을 적당량의 물을 가해서 달여 마신다.
- 배(甘, 微酸, 寒)—목의 염증에 효과가 있다.
▷ 배 즙을 마신다.
▷ 배 즙에 묵은 생강즙과 꿀을 가해서 달인 것을 먹는다.
▷ 배 껍질을 벗기고 심을 제거한 다음, 꿀을 넣고 알미늄 호일에 싸서 불에 굽는다든가 혹은 찐 것을 밤에 취침전에 먹으면 좋다.

설사(泄瀉)

설사는 지나치게 많이 먹었을 때, 차거운 것을 지나치게 섭취했을 때 등에 일어난다. 최근에는 정신적인 스트레스에 의한 과민성대장증후군이 증가, 원인도 없는데 설사를 하는 사람도 있다.

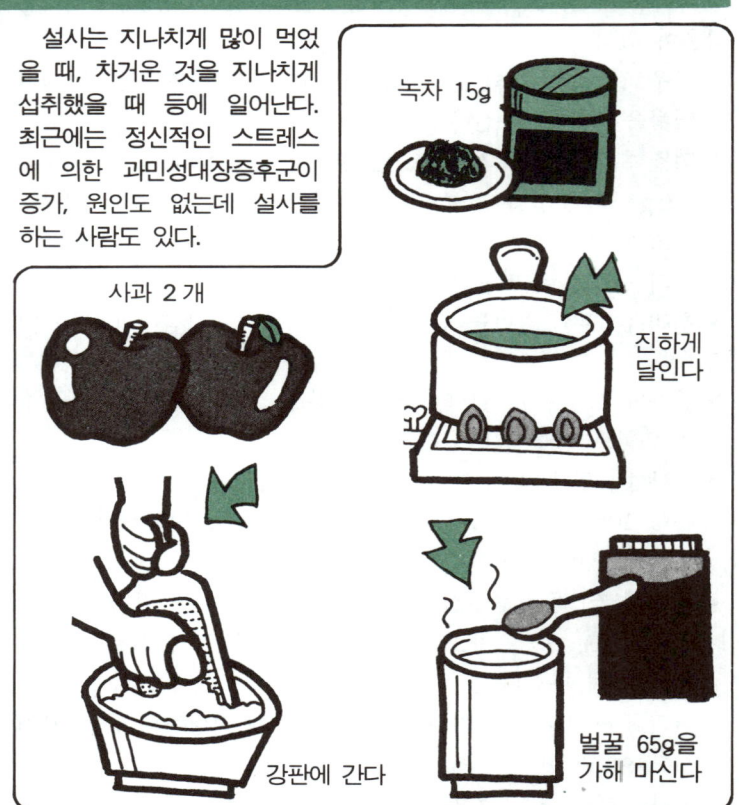

설사에 좋은 음식물은 마늘, 부추, 사과, 차조기, 매실, 완두콩, 연, 꿀 등이다.

- **마늘(辛, 溫)**—세균성인 설사에 효과가 있다.
▷ 5~10%의 마늘을 짠 즙으로 관장한다. 동시에 무우 60 g, 마늘 5개를 달여서 먹는다.

• 부추(甘, 辛, 溫)—강한 살균작용이 있으므로 세균성의 설사에 사용되고 있다.
▷ 부추 죽을 쑤어서 먹는다.
▷ 사과 2개를 갈아서 식사 대신에 먹는다.
• 차조기(辛, 溫)—중국의 고전에는 「일반적으로 위 및 대소장의 활동을 활발하게 하고 복통, 설사를 치유한다」고 되어 있다. 만성의 설사에 효과가 있다.
▷ 차조기 잎을 상식한다.
• 매실(酸, 平)—매실에는 정장작용이 있으므로 설사, 구토, 식욕부진에 효과가 있다. 매육(梅肉)엑기스로 해서 사용한다. 매육엑기스는 청매를 짠 즙을 햇볕 또는 약한 불로 증건(蒸乾)해서 물엿상으로 한 것이다.
▷ 매육엑기스를 1일 3회씩 나누어 먹는다.
• 완두콩(甘, 平)—중국 고전에는 「열을 다스리고, 토기를 멈추고, 설사를 멈추고, 이뇨를 꾀하고, 배가 붓는 것을 치유한다」고 쓰여 있다.
완두콩은 콩만이 아니라 새싹의 두묘(豆苗)에도 같은 효과가 있다.
▷ 완두콩을 상식한다.
• 연(甘, 平)—연실(蓮實)을 한방에서는 연자(蓮子)라고 하는데 설사에는 이 연자가 효과가 있다. 연자에는 자양강장작용과 정신안정작용이 있어 대단히 효과가 있다.
▷ 연자 500g에 꿀을 가해 볶아서 가루로 만들고 환을 지어 1회에 3g, 1일 3회 먹는다.
• 벌꿀(甘, 平)—벌꿀에는 강한 살균력이 있으므로 장염이나 세균성설사에 효과가 있다.
▷ 녹차 15g을 진하게 달여서 벌꿀 65g을 가해 1일 1회 마신다.

변비(便秘)

일반적으로 3일 이상이나 배변이 없는 것을 변비라고 한다. 변비가 오래 계속되면 여드름, 비만, 피곤 등의 증상이 나타난다. 1일 한 번, 정해진 시간에 배변하는 습관을 가지면 좋다.

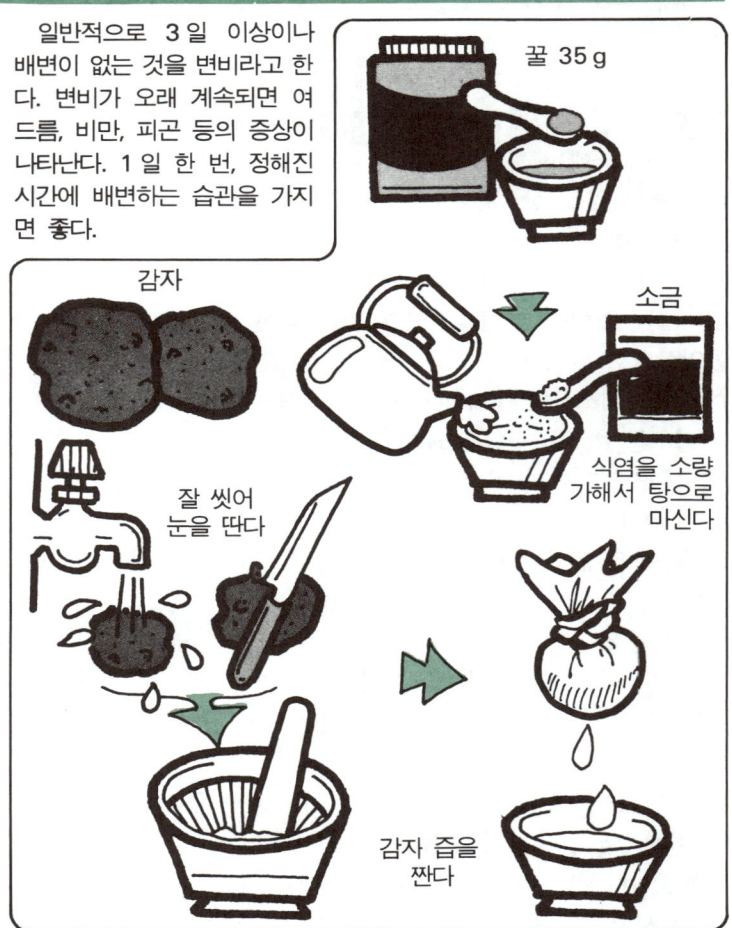

변비에 좋은 음식은 감자, 호두, 참깨, 우엉, 시금치, 부추, 곤약, 복숭아, 벌꿀 등이다.

- 감자(甘, 平)—만성의 변비에 효과가 있다.
▷ 신선한 감자를 잘 씻어 눈을 따고 헝겊에 싸서 즙을 내고 그 즙을 1회 1~2수저, 1일 2회 공복시에 마신다.
- 호두(甘, 溫)—건조성의 상습변비에 효과가 있다.
▷ 호두 60g, 검은 참깨 30g을 으깨어 섞어서 매일 아침 1수저 탕으로 마신다.
- 우엉(甘, 寒)—최근 중국에서는 신진대사를 강화하고 혈액순환을 촉진하며 대소변을 잘 배설하게 하고, 부인의 혈도를 좋게 한다고 말하고 있다.
▷ 신선한 우엉을 달여서 먹는다.
- 시금치(甘, 寒)—중국의 고전에는 「오장의 활동을 좋게 하고, 장을 통하게 하고, 위열을 해소하고, 주독을 없애고, 목의 갈증을 멈추게 하며 윤활하게 하는 작용이 있다」고 기술되어 있다.
▷ 시금치를 살짝 데쳐서 참기름으로 볶은 것을 상식한다.
- 부추(甘, 辛, 溫)—위장이 냉하여 활동이 좋지 않아 변비가 있는 사람에게 효과가 있는 식품이다.
▷ 부추의 즙 1잔에 술을 가해 마신다.
- 곤약(甘, 冷)—소화관의 연동(蠕動)운동에 자극을 주므로서 변비를 치유하는데 효과가 있다.
▷ 곤약을 상식한다.
- 복숭아(酸, 甘, 微溫)—복숭아꽃은 변비에 효과가 있다.
▷ 경증의 것은 복숭아 씨를 먹는다.
▷ 중증의 것은 복숭아꽃 6g을 달여서 마신다.
- 벌꿀(甘, 平)—건조성의 변비에 효과가 있다.
▷ 노인성변비에는 끓인 탕으로 꿀 65g, 참기름 35ml을 타서 마신다. 조석 2회.
▷ 상습변비에는 꿀 35g을 매일 아침 공복시에 식염을 소량 가해서 탕으로 마신다.

현기증 (眩氣症)

현기증이나 갱년기장해나 침부족(寢不足), 피로, 공복 등에 의해 일어난다. 현기증이 일어나면 당황하지 말고 눈을 감고 쓰러지지 않도록 주의한다.

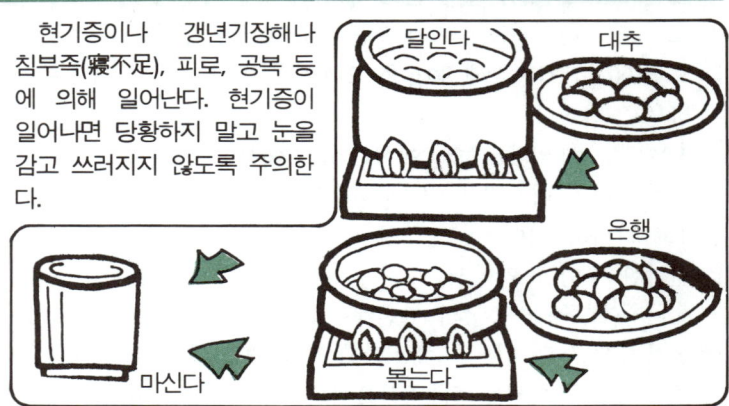

현기증에 좋은 음식물은 생강, 은행, 동아 등이다.

- 생강(辛, 溫)—현기증이 일어날 때에 생강을 넣은 탕으로 발을 덥히면 빨리 치유된다.

▷ 그릇에 탕을 적당량 넣고 그 안에 생강을 갈아 넣는다. 그리고 그 탕에 양 발을 담그고 있는다. 무우의 마른 잎을 넣으면 더욱 좋다.

- 은행(甘, 苦, 平)—두통의 항목에서도 기술하였으나 두통을 수반한 현기증에 효과가 있다.

▷ 은행을 볶아서 분말로 하고 1회 3~4g씩 대추를 달인 액으로 마신다.

- 동아(甘, 寒)—동아의 씨는 동과자(冬瓜子)라 하여 이뇨를 촉진시키는 작용이 있다. 수분의 밸런스에 우수하여 현기증을 일으키고 있을 때 효과가 있다.

▷ 동과자를 잘 구어서 분말로 한 것을 매회 50g씩 1일 2회 먹는다.

침한(寢汗)

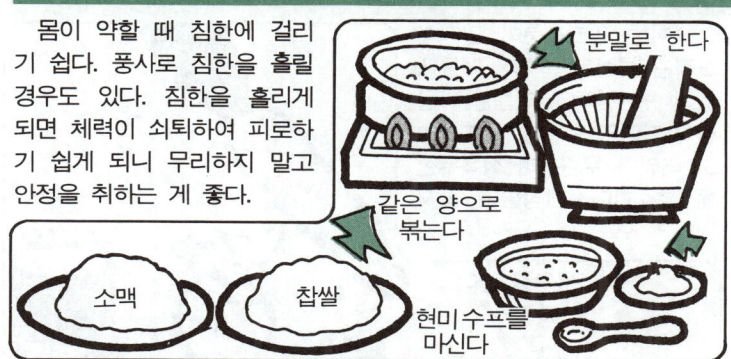

몸이 약할 때 침한에 걸리기 쉽다. 풍사로 침한을 흘릴 경우도 있다. 침한을 흘리게 되면 체력이 쇠퇴하여 피로하기 쉽게 되니 무리하지 말고 안정을 취하는 게 좋다.

침한에 좋은 식품은 검은콩, 부추, 복숭아, 찹쌀 등이다.

- 검은콩(甘, 平)—발열 후나 과로가 쌓여 있을 때 침한을 흘리기 쉬우므로 이와 같은 체질이나 상태에 있는 사람은 상식하면 좋다.

▷ 검은콩 껍질 9g과 밀기울 9g을 물로 달여서 마신다.

- 부추(甘, 辛, 溫)—강정강장작용이 있고 약한 몸에 활력을 준다.

▷ 부추를 양념으로 싸서 1일 3회씩 먹는다.
▷ 부추의 미증즙(味噌汁)을 마신다.

- 복숭아(酸, 甘, 微溫)—복숭아에는 침한을 멈추게 하는 작용이 있다.

▷ 복숭아 열매를 먹는다.

- 찹쌀(甘苦, 溫)—온열작용(溫熱作用)이 강하고 에너지가 높은 식품으로 피로한 사람이나 침한을 흘리는 사람에게 효과적이다.

▷ 찹쌀과 소맥을 같은 양으로 볶아서 가루로 하고 10g을 현미 수프로 마신다.

숙 취

숙취는 알코올분이 알데히드로 변하기 때문에 일어나는 것이다. 과음한 다음 날이 되어도 토기나 구토가 있고 머리가 무거우며 식욕부진을 호소한다. 해장술은 좋지 않다.

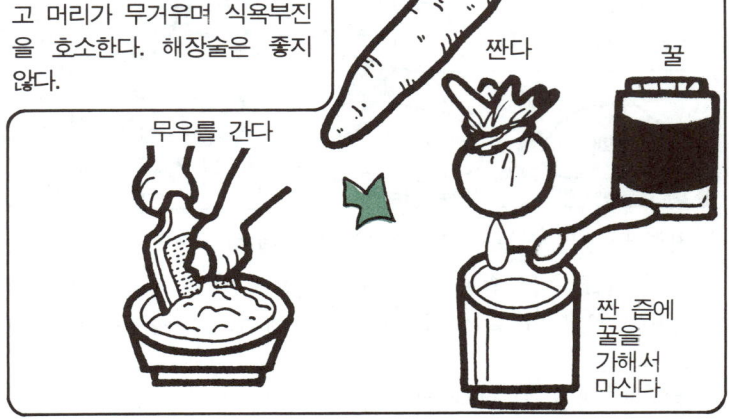

숙취에 좋은 음식은 무우, 매실, 꿀 등이다.

• 무우(辛, 甘, 寒)—무우에 함유되어 있는 제아스타제는 위장의 소화작용을 도우므로 숙취로 식욕이 없을 때 효과가 있다.
▷ 무우를 갈아 즙으로 하고 꿀을 가해 마신다.

• 매실(酸, 平)—강장작용이 있고, 설사나 구토, 식욕부진에 효과가 있고, 숙취일 때 적당한 음식이다.
▷ 매실을 말려서 진한 녹차로 먹는다.

• 꿀(甘, 平)—사과초와 섞어 마시면 숙취의 식욕부진에 효과가 있다.
▷ 꿀과 사과초를 각각 큰수저 1개를 컵에 넣고 8할 정도의 물을 부어서 마시면 좋다.

더 위

여름에 체력이 떨어지고 식욕도 없어지는데 더위, 혹은 「여름을 탄다」고 하는 것이다. 불면증, 사고력의 저하, 체중감소를 수반하는 수도 있다. 일찍 치유해야 한다.

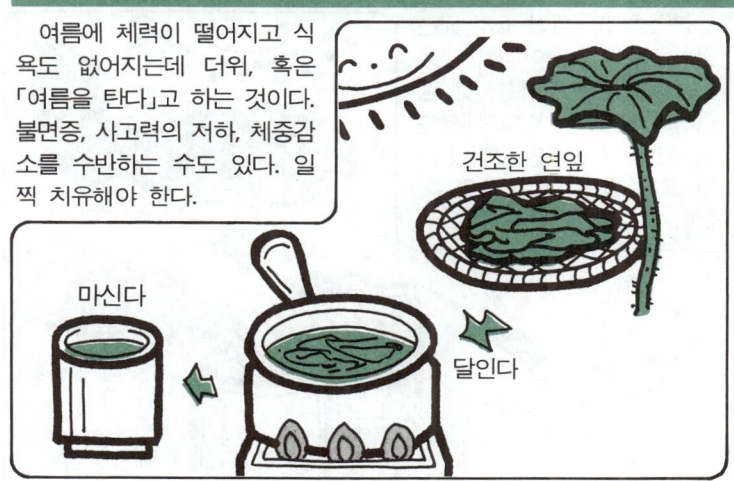

더위 먹은데 좋은 음식은 토마토, 동아, 연, 플룬 등이다.
- 토마토(酸, 微甘, 寒)―토마토에는 차게하는 작용이 있으므로 더위로 목이 마르고 식욕이 없을 때에 효과가 있는 과일이다.
▷ 토마토쥬스와 수박쥬스를 같은 양으로 섞어 마신다.
- 동아(甘, 寒)―중국에서는 옛날부터 더위 먹는 병이나 그 예방에 동아의 수프를 마시는 습관이 있다.
▷ 신선한 동아의 즙을 많이 마신다.
▷ 동아의 수프를 만들어 마신다.
- 연(甘, 平)―연잎의 건조한 것을 사용한다.
▷ 건조한 연잎을 달여서 마신다.
- 플룬(甘, 酸, 平)―구갈증이 심할 때에 사용하면 효과가 있다.
▷ 자두를 짠 즙에 술을 가해 마시면 여름 타는테의 예방이 된다.

불면증 (不眠症)

불면증에는 잠이 들지 않는 것, 몇번이나 잠이 깨는 것, 아침 일찍 잠이 깨는 것 등 여러가지 원인이 있다. 대부분의 원인은 정신적인 것이나 잠이 오지 않는다고 서둘면 더 잠이 오지 않게 된다.

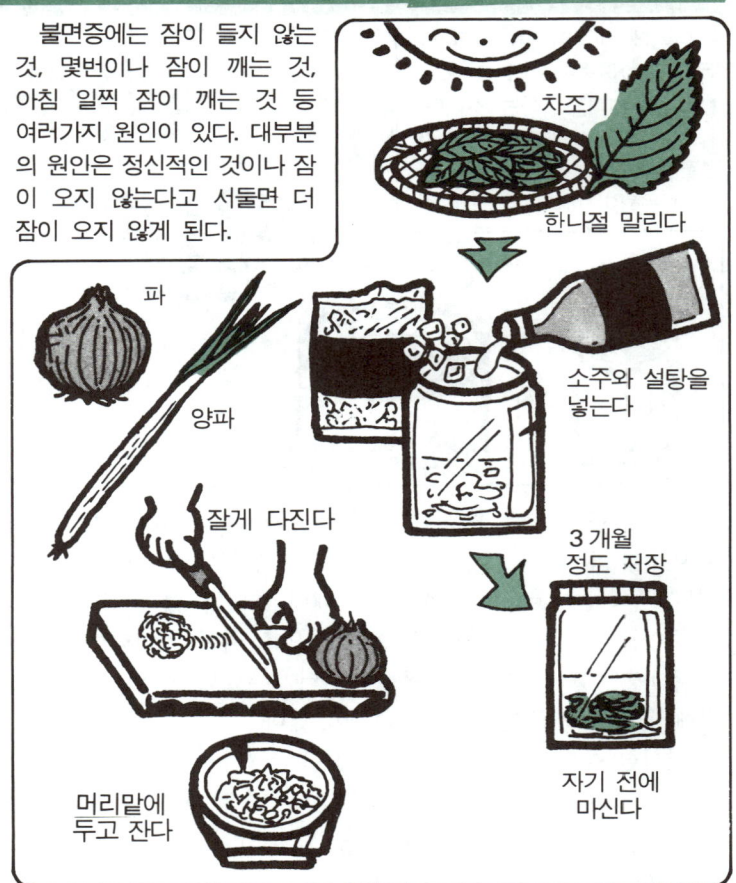

불면일 때 좋은 식품으로는 양파, 차조기, 나리뿌리, 연, 호두, 금침채 등이다.

• 양파(辛, 甘, 溫) — 옛날부터 일본에서도 실시하고 있는 민간

요법의 하나이다. 양파의 휘발성분이 신경을 안정시켜 주는 작용을 한다.
▷ 양파나 혹은 파를 썰어서 베개맡에 둔다.
• 차조기(辛, 溫)—차조기를 한나절 쯤 말려서 병에 넣고 소주와 설탕을 넣어 3개월 정도 두면 차조기주가 된다(3개월이 되면 차조기는 끄집어 낸다). 차조기는 신경을 안정시키는 효과와 적당량의 알콜 상승작용으로 잠을 잘 수 있다.
▷ 차조기주를 자기 전에 마신다.
• 나리 뿌리(甘, 平)—노이로제로 잠을 잘 수 없는 사람에게 효과가 있다.
▷ 싱싱한 나리 뿌리 60~90g에 꿀 2수저를 가한 것을 밤에 잠자기 전에 조금씩 먹는다.
• 연(甘, 平)—심장의 동계가 있어 잠을 잘 수 없는 사람, 고혈압으로 불면증인 사람에게 연의 열매가 효과적이다.
▷ 연의 열매 심부분 4~5g을 달여서 차 대신에 마신다.
• 호두(甘, 溫)—사람 몸의 양기가 부족해서 홑기가 없어지고 피곤하다든가 임포텐트가 되었을 때 부족한 양기를 보하여 주는 약이다. 불면증이나 신경쇠약에 대한 효과도 확인되어 있어 불면증인 사람은 한번쯤 시도해 보기를 권한다. 매우 좋은 반응을 얻을 수 있다.
▷ 호두 30g, 검은깨 30g, 뽕잎 30g을 함께 절구에 빻는다. 그리고 질척질척해진 것을 1회 9g, 1일 2회로 나누어 먹는다.
▷ 호두를 2개씩 매일 먹는다.
• 금침채(甘, 凉)—피곤해지기 쉽고 초조해 하는 사람으로 불면증이 있는 사람에게 좋은 식품이다.
▷ 금침채 30g을 적당량의 물로 30분쯤 달여서 그 수프만을 따르고 그것에 설탕을 조금 가해 잠들기 1시간 전에 복용하면 좋다.

140 사람의 몸을 만드는 음식물

비혈(鼻血)

비혈의 원인은 여러가지가 있으나 코 자체에 원인이 있는 경우와 전신적인 병의 국소증상(局所症狀)으로서 나타나는 경우가 있다. 흥분하기 쉬운 어린이는 코피를 잘 흘리는데 그다지 염려할 것은 못된다.

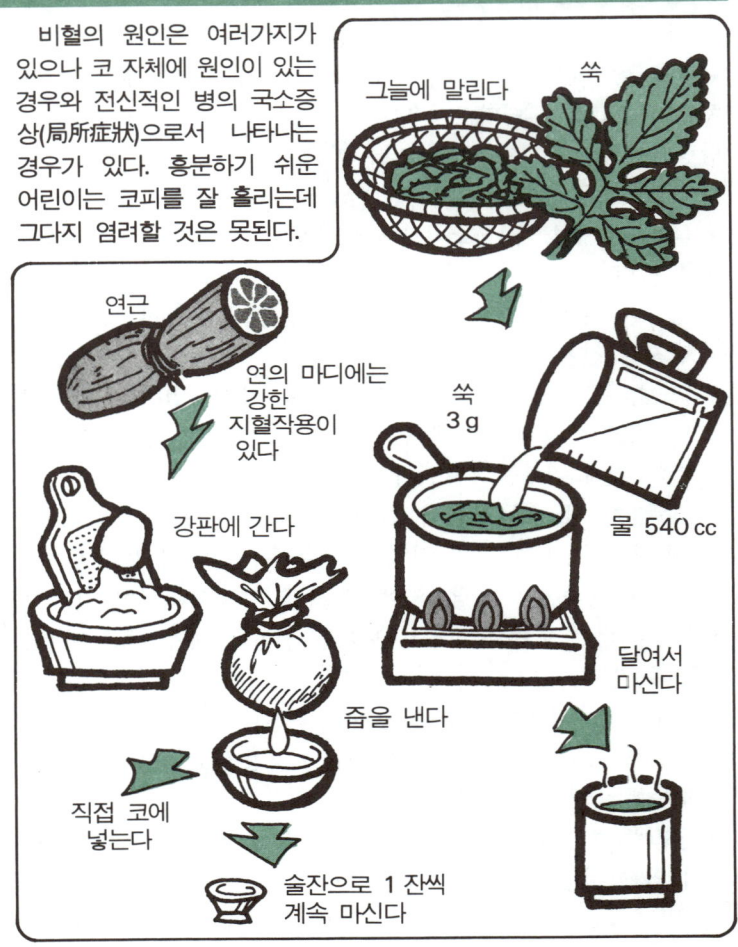

코피에 좋은 음식물은 연근, 마늘, 금침채, 쑥 등이다.
• 연(甘, 平)—연의 마디에는 대단히 강한 지혈작용이 있다. 비

혈뿐만 아니라 토혈, 각혈, 혈뇨, 혈변, 자궁출혈에도 사용된다 연의 마디에 함유되어 있는 탄닌의 작용에 좋다그 생각한다.

　사용할 때는 연의 마디부분을 불에 구어서 탄상(炭狀)으로 한 것으로 하면 보다 효과적이다.

▷ 연의 마디 15g을 건조시키든가 불에 구어서 탄산으로 하고 탕으로 마신다.

▷ 연뿌리의 즙을 1잔씩 매일 마신다.

▷ 직접 연뿌리의 즙을 코에 넣는다.

• 마늘(辛, 溫)—중국의 고전에는 마늘의 효용에 대해「통창을 풀고 감기를 제거하며 독기를 죽이고 수종을 해소하며 코피를 멈추게 하며 대소변을 이롭게 하고 천해(喘咳)를 멈춘다」고 기술되어 있다.

▷ 마늘을 절구에 찐 것을 발목에 습포한다.

• 금침채(甘, 凉)—금침채는 중국에서는 가장 인기있는 채소이다. 철분은 시금치의 10배나 된다.

　중국의 약물 책에 의하면 금침채는「치창변혈(痔瘡便血), 혈뇨, 황담, 흉부의 번민감, 불면 등에 효과가 있다」고 기재되어 있다.

　현재도 비혈을 비롯하여 혈뇨, 토혈, 체질출혈, 폐결핵의 각혈 등 출혈성의 증상이나 빈혈증에 많이 쓰여지고 있다.

• 쑥(苦, 辛, 溫)—쑥은 치질출혈, 혈변, 자궁출혈 등 출혈성의 질환에 효과가 있다.

▷ 여름에 쑥 잎을 따서 그늘에 말려 둔다. 이것을 1일량 3g, 540cc의 물로 절반이 될 때까지 달여서 마신다.

• 무우(辛, 甘, 寒)—흥분하여 코피를 흘리는 사람에 효과가 있다. 코피가 나올 때 지혈제로도 사용한다.

▷ 무우를 갈아서 즙을 짜고 탈지면에 적셔 비공에 넣으면 비혈이 빨리 멎는다.

정력감퇴 (精力減退)

정력감퇴는 전신의 체력이 떨어져 일어난다고 생각된다. 또 신경이 과민한 사람이 피로해서 일어나는 수도 있으며 당뇨병 등의 대사질환이나 약의 남용이 원인이 되는 수도 있다. 특히 원인이 없을 때는 걱정하지 말고 편안한 마음을 갖도록 하기 바란다.

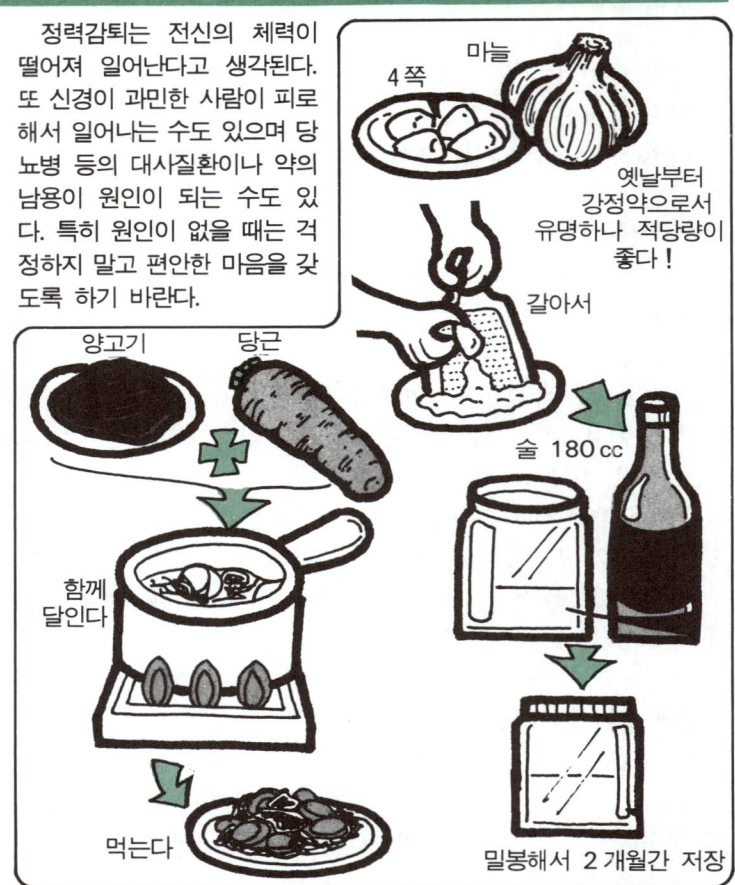

정력감퇴에 좋은 음식물에는 당근, 참마, 부추, 호두, 마늘 등이다.

• 당근(甘, 辛)—중국의 고전에는 「신(腎)과 명문(命門—생식기

의 활동을 지탱하고 있는 기관)을 윤택하게 하고 원기를 왕성하게 하며 하복부를 덥히고 한(寒)과 습사(濕邪)를 제거한다」고 기술되어 있다.

위장이 냉하여 복통을 일으키고 소화불량인 사람, 생식기능이 약하고 임포텐트가 되는 사람에게 좋은 음식이다.

▷ 당근과 양고기를 함께 달여서 먹으면 좋다.

• 참마(甘, 平)—한방에서는 산약이라 하며 자양강장, 소화촉진의 대표적인 음식이다.

냉해서 설사하는 사람, 야간빈뇨가 많은 사람은 이 참마를 덥혀서 먹으면 강장작용은 증가된다.

▷ 참마를 삶아 쪄서 호두를 가루로 한 것을 섞어서 참마죽을 쑤고 거기에 연실(蓮實)을 가해 먹으면 더욱 좋다.

• 부추(甘, 辛, 溫)—부추는 마늘과 견주는 강정식품이다. 부추나 부추의 열매인 비자도 강장작용은 강하고 남성의 발기불능이나 유정에 효과가 있다.

▷ 부추를 상식한다.

▷ 부추의 종자를 분말로 해서 마신다.

• 호두(甘, 溫)—호두는 인간의 원기가 부족해서 활기가 없어지고 피곤해지기 쉬워진다든가 임포텐트가 되었을 때 부족한 양기를 보해서 원기를 돋우는 약이다.

간단히 말하면 강장강정약이 된다.

▷ 호두 1일 60g을 먹는다. 1개월은 속하지 않으면 안된다.

▷ 호두 1개와 부추의 종자 6g을 물로 달여서 술을 가한 것을 3일간 마신다.

• 마늘(辛, 溫)—마늘은 위에서 강장강정약으로서 유명하나 많이 먹는다고 좋은 것은 아니다. 1일 1~3쪽만 먹도록 한다.

▷ 마늘을 4개 정도 갈아서 술 180cc 속에 넣어 밀봉해서 2개월간 저장한다. 이것을 매일 차수저 절반쯤 마신다.

화 상

화상은 대단치 않은 것으로 보여도 베인 상처에 비하여 치료하기 어려운 것이다. 통증도 오래 계속된다. 또 넓은 범위로 화상을 입으면 생명의 위험마저 있으므로 주의가 필요하다. 가벼운 화상이라면 차가운 물로 환부를 식혀준다.

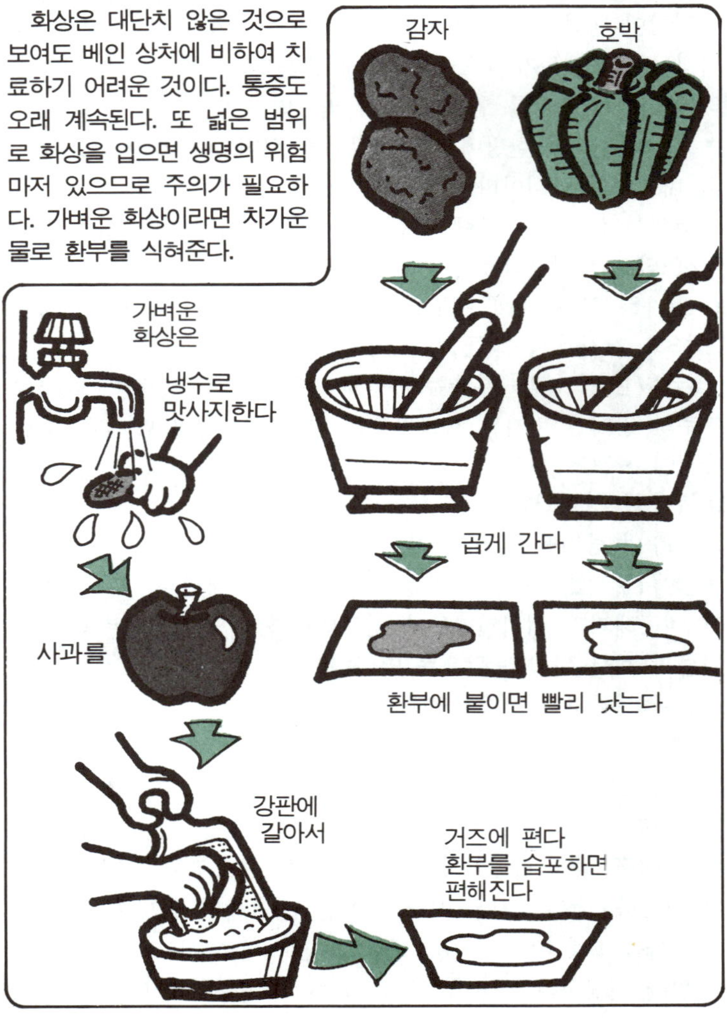

감자 호박

↓ ↓

곱게 간다

↓ ↓

환부에 붙이면 빨리 낫는다

가벼운 화상은 냉수로 맛사지한다

↓

사과를

↓

강판에 갈아서

↓

거즈에 편다
환부를 습포하면 편해진다

화상에 좋은 음식물에는 나리 뿌리, 호박, 호두, 보리, 벌꿀, 감자 등이다.
* 나리 뿌리(甘, 平)―나리(百合)꽃을 화상에 사용한다.
▷ 나리꽃을 화상에 붙인다.
* 호박(甘, 溫)―호박을 먹으면「중(中)을 보하고 기(氣)를 더한다」고 되어 있으나 외용법에도 우수하여 소염지통(消炎止痛), 늑간신경통 등에 사용되고 있다.
▷ 호박을 찧어 환부에 붙여두면 빨리 낫는다.
* 호두(甘, 溫)―호두를 으깨서 나온 기름을 호두유라고 한다. 내복하면 완하작용이나 구충제가 되며 외용약으로 사용하면 여러가지 피부병에 효과가 있다.
▷ 호두를 으깨서 기름이 나올 때까지 볶은 것을 다시 분말로 해서 차갑게 하여 환부에 붙인다. 1일 2회.
* 보리(鹹, 微寒)―보리의 성질은 한성(寒性)이므로 열을 제거하는 작용이 있다.
▷ 보리를 검게 볶아 분말로 하고 환부에 붙이면 좋다.
* 벌꿀(甘, 平)―벌꿀에는 강한 살균작용이 있으므로 화상을 입었을 때 붙여 두면 좋다고 한다.
▷ 가벼운 화상은 벌꿀을 발라두면 좋다.
* 감자(甘, 平)―신선한 감자 즙에는 미량이기는 하나 진통작용이 있는 아트로핀을 함유하고 있으므로 화상으로 통증이 있을 때 습포제로서 사용하면 약이 된다.
▷ 감자를 강판에 갈아서 거즈에 두껍게 바르고 환부에 붙인다.
* 사과(酸, 甘, 平)―사과의 성질은 한(寒)이므로 가벼운 화상인 경우는 어느 정도 물로 환부를 식혀두고 그 뒤에 사과를 강판에 갈아 거즈에 펴서 환부를 습포한다.
* 범의귀(微苦, 辛, 寒, 小毒 있음)―이것은 먹는 것이 아니고 외용으로 잎을 잘 문질러서 환부에 붙이면 효과가 있다.

타박증, 염좌

타박상은 피부로부터의 출혈이 없으므로 피하의 내출혈을 수반한다. 흔히 파란 반점이나 붉은 반점이 생기는 것이 그것이다. 붓고 건드리면 아프다. 타박상이나 염좌(삔 것)도 발생 직후는 그 부위를 차갑게 해주어야 한다.

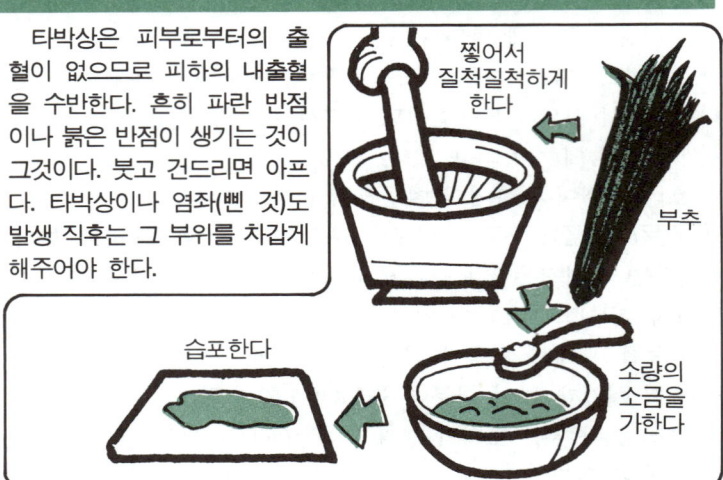

타박상이나 관절 삔 데에 좋은 것은 부추, 매실, 미꾸라지 등이다.

- 부추(甘, 辛, 溫)—부추를 습포약으로서 사용한다. 관절 삔 데에 잘 듣는다.
▷ 부추 30g 의 즙에 생강즙을 가한 것으로 습포하면 좋다.
▷ 부추를 적당량 부어 질척질척하게 한 것에 소량의 소금을 가해 습포하면 좋다. 가벼운 증상이면 한번으로 치유된다.
- 매실(酸, 平)—말린 매실육이 환부의 부기와 열을 제거해 준다.
▷ 매실 말린 것을 잘 부수어서 환부에 붙이면 좋다.
- 미꾸라지(甘, 平)—부어서 아픈 데에 소염, 진통의 효과가 있다.
▷ 미꾸라지를 갈다가 뼈를 빼고 껍질 쪽을 환부에 붙인다.

이명(耳鳴)

고혈압이나 귀의 병으로 일어나는 이명은 원인을 알아서 병을 치료하면 치유되나 대부분의 이명은 원인이 확실치 않으므로 치료는 좀처럼 어렵다고 한다. 한방에서는 주로 물과 깊은 관계가 있어 여분의 물이 머리로 올라오기 때문에 일어난다고 한다.

말린 밤 15g
물 600cc
절반이 될 때까지 달인다
1일 3회 공복시에 마신다

이명에 잘 듣는 음식물에는 호두, 검은콩, 밤 등이다.

• 호두(甘, 溫)―호두는 신을 보하는 작용이 있다. 이명을 한방에서는 신허(腎虛)에 의해 일어나는 수가 있다고 생각하고 있으며 많이 사용되고 있다.

호두를 쪼갰을 때 호두씨 중심부에 있는 갈색의 목심(木心)을 분심목(分心木)이라 부르고 있으며 이명에는 이것을 사용한다.
▷ 분심목 5g을 가볍게 달여서 차 대신으로 마시면 좋다.

• 검은콩(甘, 平)―검은콩도 신을 보양하는 중요한 곡물이다. 신기능이 약하고 야간에 소변을 몇 번이나 보는 사람으로 이명이 있는 사람에 효과가 있다.
▷ 검은콩 60g과 양고기 500g을 함께 달여서 먹는다.

• 밤(鹹, 溫)―밤도 신을 보하므로 이명에 좋다고 한다.
▷ 말린 밤 15g을 물 600cc로 절반이 될 때까지 달이고 이것을 1일 3회, 공복시에 마신다.

비대증 (肥大症)

젊은 여성이나 중년 남성이나 비만으로 고민하고 있는 사람이 많이 있다. 가장 중요한 것은 식사를 하는 방법과 운동 부족이다. 비만이 있으면 심장병, 요통 등으로 다른 병에 걸리기 쉬우므로 적정한 체중이 되도록 유의해야 한다.

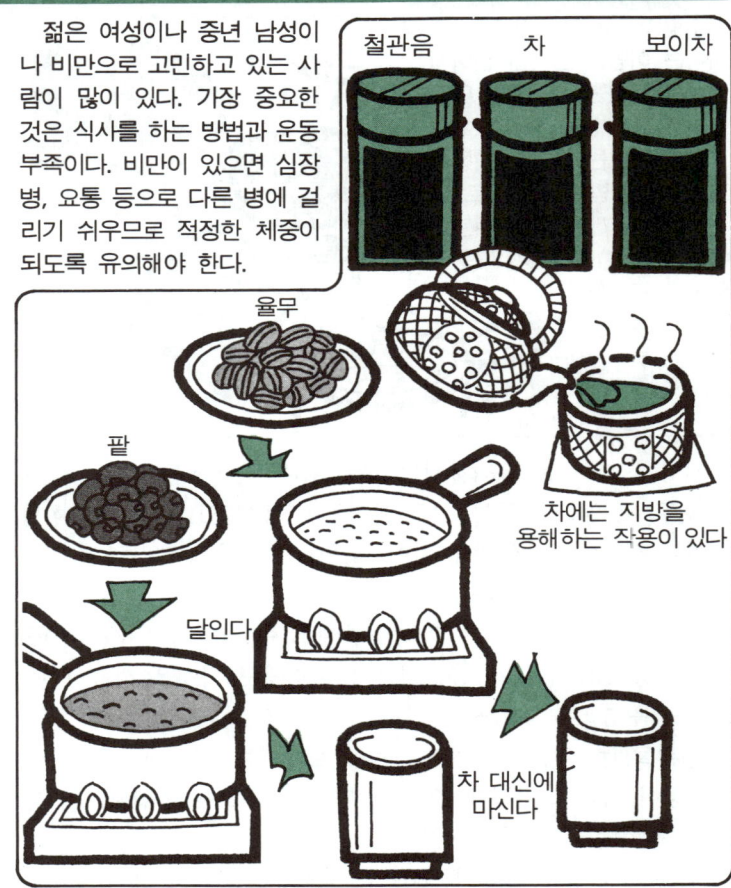

비대해지는데 좋은 음식물은 동아, 곤약, 율무, 팥, 차 등이다.
 • 동아(甘, 寒)—중국의 고전에도 「신체가 말라서 가볍고 건강하게 되고 싶으면 동아(冬瓜)를 장기간 걸쳐 먹으면 좋다. 만약

비대한 사람이 이것을 먹어서는 안된다」고 현대인의 비만대책에 더할 나위 없는 식품이라고 쓰여 있다.
 그위에 대소변을 잘 배설시키는 힘이 있으므로 수비(水肥)나 변비를 수반하는 비만증인 사람에게 최적의 식품이다.
▷ 동아를 상식한다.
• 곤약(甘, 冷)—곤약은 저칼로리 식품이다. 주성분은 맛난이라는 다당질로 맛난이 외는 지방도 단백질도 없다. 더구나 사람의 몸에는 맛난이를 분해하는 효소가 없으므로 대부분 흡수되지 않고 소통(素通)하고 만다. 거기에 위대는 만톤감을 느끼기 때문에 소식으로 끝나는 것이다.
▷ 곤약을 상식한다.
▷ 곤약의 분말을 식전에 마신다.
• 율무(甘, 微, 寒)—이수작용(利水作用)이 강하므로 수분대사가 나쁜 물렁하고 뚱뚱한 타입의 사람에게 효과가 있다.
▷ 달여서 차 대신에 마신다.
• 팥(甘酸, 平)—이수약으로서 유명하며 현대의 약물서(藥物書)에도 쓰여져 있다.
 음식으로서 취급할 때는 우려내기라고 해서 처음 달인 즙을 버리고 만다. 그러나 약으로서 효과를 높이기 위해서는 이 최초의 우려내기 즙액을 차 대신으로 마신다.
• 차(甘, 苦, 微寒)—차에는 일반적으로 지방을 잘 용해하는 작용이 있다. 녹차가 있는데 이것은 차에 의해 혀에 남은 수사종(壽司種)의 지방을 용해하고 전에 먹은 물고기 맛을 없애고 새로운 종류의 미각을 보다 순수하게 맛보도록 되어 있다.
 어느 차에도 지방을 용해하는 작용이 있으나 무엇보다도 그 효력이 강한 것은 보이차(普洱茶)와 철관음(鐵觀音)이다. 보이차는 조금 케케묵은 것 같아서 우리나라에서는 마시기 어려울지 모르나 비만에는 제일 좋다.

150　사람의 몸을 만드는 음식물

아름다운 피부

아름다운 피부를 갖고 있으면 10세는 젊어보인다고 한다. 또 피부는 내장의 거울이라고도 하며 내장의 활동이 나쁘면 피부도 윤기가 없어진다. 내장의 활약을 원활하게 하고 아름다운 피부 가꾸기에 빠뜨릴 수 없는 음식물을 소개한다.

목이버섯 60 g

조금 볶는다

당근

1 컵의 물로 잘 달인다

기름볶음이나 튀김을 만들어 먹는다

당근은 비타민 A, B, C를 함유하고 있다

목이버섯은 혈액을 정화한다

　아름다운 피부 가꾸기에 뺄 수 없는 음식물은 당근, 우유, 보리, 율무, 목이버섯 등이다.
• 당근(甘, 辛, 微溫)—당근은 대단히 영양가가 풍부한 야채이다. 비타민 A, B, C를 비롯하여 카로틴이라는 비타민 A의 바탕이

되는 색소를 많이 함유하고 있다. 그러므로 비타민 A의 결핍으로 일어나는 건성피부를 필두로 야맹증, 눈의 건조, 뼈가 약하고 부러지기 쉬운 사람들에게 적당하다.

　당근을 먹을 때는 기름을 사용하면 가장 효율있게 카로틴을 섭취할 수가 있다.

▷ 당근의 기름볶음, 기름튀김을 먹는다.

• 호두(甘, 溫)―중국의 고전에서도「이것을 덕으면 사람을 원기있게 하고, 피부를 윤활하게 하며, 머리를 검게 한다」고 호두의 효용에 대해 기술하고 있는 것처럼 중요한 미용식의 하나이다.

▷ 호두를 1일 3개 정도 상식한다.

• 보리(鹹, 微寒)―중국의 고전에는「허함을 보하고 혈행을 촉진하며 안색을 좋게 하고 오장을 튼튼히 하며 피부를 윤기있게 한다」고 쓰여 있다.

▷ 보리를 상식한다.

• 율무(甘, 微寒)―오래전부터 중국이나 일본에서 사마귀 제거의 묘약으로서 알려져 있는 것처럼 체내의 혈액이나 수분의 대사를 촉진하고 해독하는 작용이 뛰어나다.

　그러므로 기미, 건성피부 등의 피부 트러블에도 좋아 상용하면 피부를 윤활하게 하는 효과가 있다.

▷ 의이인 30g을 달여서 차 대신에 마시면 거친 살결, 여드름, 기미 등에 좋다.

• 목이버섯(甘, 平)―목이버섯의 주된 효용은 혈액의 정화작용이다. 남성에게는 정(精)을 더하는 것, 여성에게는 건조하고 거칠거칠한 피부를 개선하는 것으로서 애용되고 있다.

　저칼로리로 상질의 단백질과 칼슘을 함유하고 있으므로 미용식에도 좋은 음식물이다.

▷ 목이버섯 60g을 조금 볶아서 1컵의 물로 잘 달여서 먹는다.

백발예방 (白髮予防)

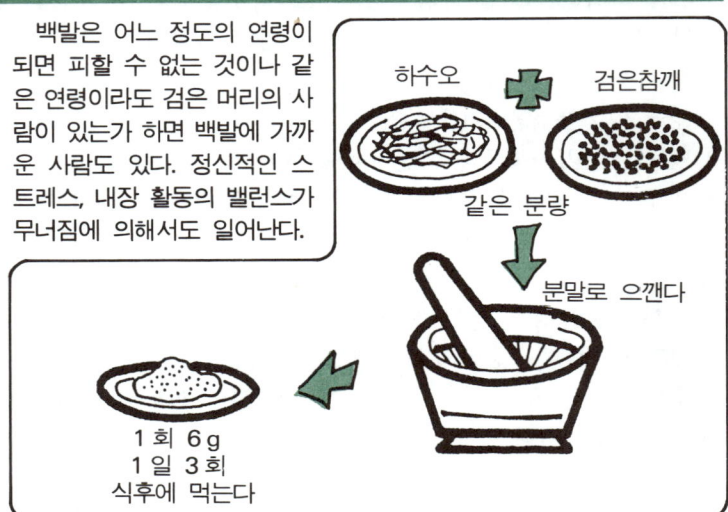

백발은 어느 정도의 연령이 되면 피할 수 없는 것이나 같은 연령이라도 검은 머리의 사람이 있는가 하면 백발에 가까운 사람도 있다. 정신적인 스트레스, 내장 활동의 밸런스가 무너짐에 의해서도 일어난다.

하수오 ✚ 검은참깨
같은 분량
분말로 으깬다
1회 6g
1일 3회
식후에 먹는다

백발예방에 좋은 음식물은 호두, 참깨 등이다.

- 호두(甘, 溫) — 중국의 약물 책에는 호두에 대하여 「이것을 먹으면 사람을 원기있게 하고 피부를 매끄럽게 하며 머리카락을 검게 한다」고 기술하였듯이 백발예방에 좋은 식품이다.

▷ 호두를 1일 3개 정도 상식하면 좋다.

- 참깨(甘, 平) — 참깨는 간과 신에 활력을 주고 강장작용, 대소변을 잘 나오게 하는 작용, 최유작용, 보혈작용과 나란히 머리를 검게 하는 작용이 있다.

특히 젊은 사람이 백발인 경우에 이것을 상식하면 좋다.

▷ 검은참깨와 하수오(何首烏 — 한약방에 있다)를 같은 분량만 분말로 하고 6g씩 1일 3회, 식후에 먹는다. 수개월 계속하면 효과가 나타난다.

목 쉼

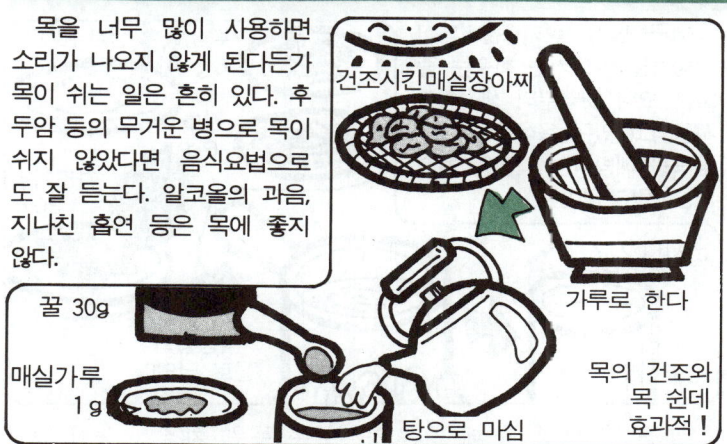

목을 너무 많이 사용하면 소리가 나오지 않게 된다든가 목이 쉬는 일은 흔히 있다. 후두암 등의 무거운 병으로 목이 쉬지 않았다면 음식요법으로도 잘 듣는다. 알코올의 과음, 지나친 흡연 등은 목에 좋지 않다.

꿀 30g
매실가루 1g
건조시킨 매실장아찌
가루로 한다
탕으로 마심
목의 건조와 목 쉰데 효과적!

목이 쉬고 소리가 제대로 나오지 않을 때 좋은 음식은 금침채, 벌꿀, 무화과, 배 등이다.

* 금침채(甘, 凉) ― 목이 쉬어서 소리가 나지 않을 때 사용한다.
▷ 금침채 30g을 한사발의 물로 잘 달여서 질척질척하게 하고 거기에 30g의 꿀을 가해 잘 반죽해서 그것을 1일 3회씩 나누어 먹는다.

* 벌꿀(甘, 平) ― 벌꿀에는 윤조작용이 있으므로 목이 쉬어 소리가 나오지 않을 때 효과가 있다.
▷ 벌꿀 30g에 매실장아찌를 말려서 가루로 한 것을 1g 가해서 탕으로 마시면 좋다.

* 무화과(甘, 平) ― 목의 아픔을 멈추는 작용이 있다.
▷ 무화과의 열매 15g 정도 물로 달여서 벌꿀을 가해 마신다.

* 배(甘, 微酸, 寒) ― 목이 칼칼하든가 통증이 있으면 효과적이다.
▷ 배의 즙으로 양치질을 한다.

식중독예방(食中毒豫防)

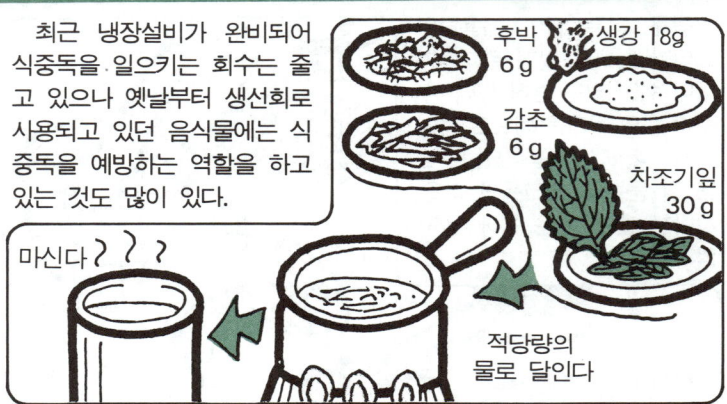

최근 냉장설비가 완비되어 식중독을 일으키는 회수는 줄고 있으나 옛날부터 생선회로 사용되고 있던 음식물에는 식중독을 예방하는 역할을 하고 있는 것도 많이 있다.

식중독을 예방하는데 좋은 음식물은 무우, 차조기, 동아 등이다.

- 무우(辛, 甘, 寒) ― 무우는 위장의 소화작용을 돕고 또한 물고기나 고기의 중독을 예방하는 작용도 하고 있다.
▷ 고기나 물고기를 먹을 때는 가급적 무우를 썰어 묻혀서 먹도록 한다.
- 차조기(辛, 溫) ― 차조기는 생선회에 곁드리는 채소로서 사용된다. 이것은 단순한 색을 장식하기 위한 것이 아니라 중독의 예방이라는 실제적 효용을 곁드린 옛날 사람의 지혜의 성과이다.
▷ 신선한 차조기잎을 많이 먹는다.
▷ 차조기잎 30 g, 생강 18 g, 후박 6 g, 감초 6 g을 적당량의 물로 달여 마신다. 차조기잎과 생강만으로도 좋다.
- 동과(甘, 寒) ― 완하작용이 있으므로 물고기의 중독이 되었을 경우에 사용하면 좋다.
▷ 신선한 동과를 짠 즙을 대량으로 마신다.

빈뇨(頻尿)

소변이 자주 나오는 병을 빈뇨라고 한다. 원인이 되는 병에는 당뇨병, 요도염, 방광염, 전립선비대 등 외에 임신하였어도 소변의 회수는 증가한다. 원인이 되는 병이 확실한 경우는 그 병을 치유하는 것이 첫째이다.

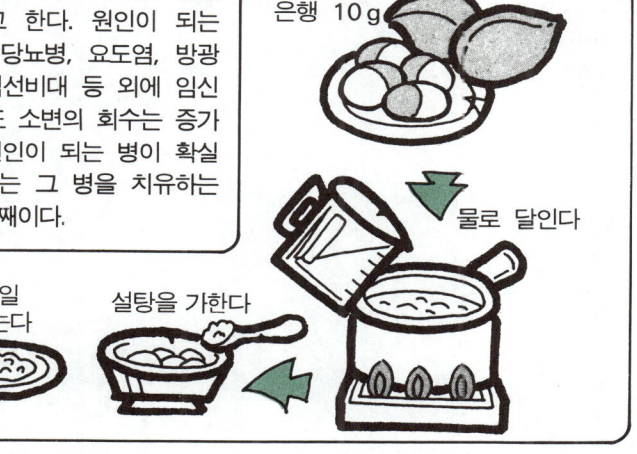

빈뇨에 좋은 음식물은 참마, 호두, 은행 등이다.

- 참마(甘, 平)—야간뇨의 회수가 많은 사람은 참마를 덥혀서 먹는 것이 효과적이다.
▷ 참마 60g을 매일 상식하면 좋다.
- 호두(甘, 溫)—신허(腎虛)에 의한 빈뇨에 효과가 있다.
▷ 밤에 잠들기 전, 호두를 볶아 분말로 한 것을 따뜻한 술과 함께 마신다.
- 은행(甘, 苦, 平)—은행을 먹어두면 장시간 소변을 참을 수가 있으므로 중국에서는 결혼식날에 신랑, 신부에게 먹여 오랜 식이 끝날 때까지 변소에 가지 않게 하는 풍습이 있다.
▷ 은행 10g을 잘 볶아서 분말로 하거나 또는 물로 달여서 설탕을 가해 매일 먹는다.
▷ 은행 5개를 술로 달여 먹는다.

부록*
생즙의 효능

—생즙의 식이요법—
—생즙에는 어떤 효능이 있는가—
—생즙에서 얻을 수 있는 미네랄—
—생즙에서 얻을 수 있는 비타민—
—만드는 법과 재료 다루는 법—
—여러가지 요령으로 생즙을 만들어 마시는 법—
—생즙을 만들 때 쓰이는 기구—
—생즙—

■생즙의 식이요법

　라스트(John B. Lust)의 저서〈생즙의 식이요법(食餌療法)〉중에서 몇 가지의 중요한 대목을 간추려 보았다.
　「…자연의 힘에 의지해서 병을 치료하는 일은 가장 바람직한 인간의 활생법(活生法)이다. 그것은 기본적으로 자연의 힘을 이용하는 것이며, 인간의 생활이나 치료법을 자연의 섭리(攝理)에 따르는 일이다. 다시 말하면, 그것은 올바른 식이요법의 기초가 되는 식물을 과학적으로 선택하는 일이다.……이 세상에서 병을 치료할 수 있는 방법은 단 하나밖에 없는 것이다. 그것은 바로 자연의 힘 그것이다.…」
　신선한 생즙은 인간의 몸을 정화(淨化)시키고, 생야채즙은 신진대사를 원활하게 해준다. 건전한 흙에서 자란 신선한 과일이나 야채에서 추출(抽出)한 즙에는 몸에 영양을 주는데 필요한 여러 가지 물질이 함유되어 있다.
　그중 탄수화물・지방・단백질・비타민・미네랄・생(生)플라본류・식물섬유소가 있다. 이같은 풍부한 영양소를 함유한 신선한 과일과 야채로 만든 즙이 우리들의 체내에서 어떠한 영향을 주고 있는지 알아보기로 하자.
　과학자는 병에 잘 걸린 원인은, 소량의 비타민이나 유기물질이 결핍된 결과라고 하지만, 펠라그라・각기병・구루병・영양불량・빈혈・비만증・감기 등에 걸리기 쉽고, 바이러스에 의한 뚜렷하지 않는 병이라고 말하는 것같은 증상은, 신체가 건강하지 않기 때문이다.

생즙은 몸을 형성하고 있는 26조(兆) 가량의 세포마다 영양을 공급해준다.
　야채나 과일은 태양에너지에 의해 자라고, 태양과 대지가 그 섬유세포의 모든 성분을 함유하고 있는, 자연계의 생생한 세포로 이루어진 식물(食物)이다. 그러므로 신선한 야채나 과일의 세포에서 생즙을 낸 것을 우리들의 혈액에 보급하면, 혈액이 자연계의 생명인 에너지의 배당을 받는다고 생각하는 것이 지극히 당연한 일이다. 생즙의 신선한 것을 추출하면 동화(同化)가 쉬워지고 빠르다고 하는 점에서는 가공하지 않은 벌꿀에 버금간다. 생즙을 공복시에 마시면 15분 이내에 혈액이나 선(腺)에 흡수된다.
　그러나 생즙이라는 식물 중의 중요한 물질은 〈가스〉라고 부르는 섬유소 안에 들어 있으므로, 그것만을 취하는 일은 곤란하다. 가스는 음식물을 섭취하면 약간은 들어있지만, 우리들은 순수한 식물의 액즙(液汁)의 효용을 구하고 있는 것이므로, 많은 가스를 몸에 취해 넣는 것은 소화기계통에 부담만 가중시키는 것이 되므로 좋지 않다.
　쥬서(juicer)로써 만든 즙에는 중요한 영양소가 많이 함유되어 있다. 그러나 실제로 섬유의 대부분이 제거되지 않은 상태의 즙을 마시면 생야채나 과일을 적당히 씹어 먹는 것보다도 소화기관에 훨씬 큰 부담을 주게 된다. 그 이유는 생야채나 과일은 잘 씹어 먹는 경우에는, 위속으로 들어간 가스는 씹을 때에 입속에서 완전히 타액과 섞이지만, 즙을 마실 경우에는, 타액과 섞이지 못한 채 그대로 위속으로 밀어내려가 소화가 시작되기 때문이다.
　신선한 청과물이 건강을 지탱하고 병을 고치며, 장수(長壽)식품에 꼭 필요한 비타민이나 미네랄을 함유하고 있다는 사실은 잘 알려져 있다. 이러한 일정량의 비타민이나 미네랄은 모양을 내거나 요리할 때에 많이 파괴된다. 그래서 생(生)으로 취하는 것이 가장 좋은 방법이다.

청과물을 즙을 내서 마시면, 인공보존식품을 먹으려고 하지 않고 식물에 의한 악영향까지도 극복하는 일이 된다. 생과일이나 야채즙은 독소를 제거하는 물질을 만들어낸다. 알칼리성 미네랄은 산성의 독성을 중화(中和)시키고, 따라서 여러 기관을 통하여 독소를 배설시키는 역할을 한다. 새 혈액세포는 2주일마다 교체된다. 야채생즙은 새 세포를 낡은 세포보다도 한층 건강하게 하여 병에 대한 저항력이 있는 몸으로 만든다. 그러기 때문에 각 성분의 비율은 정확하게 배합해야 한다. 요즈음 시판되고 있는 식품의 대다수는 비타민이나 미네랄의 비율이 한쪽으로 치우치므로 정확한 비율이 되지 않는다. 생과일이나 야채의 즙만이 자신의 건강한 생활에 필요한 모든 성분을 정확한 비율로 나타낼 수 있으므로 신선한 재료를 골라서 생즙내어 마시도록 한다.

■ 생즙에는 어떤 효능이 있는가

신체의 건강을 지키기 위해서는 자연식품을 많이 섭취해야 한다. 또한 우리 체내에서 흡수한 영양소는 균형을 맞추어야 한다. 과거에는 영양이라고 하면 질보다 양이 우선이라고 여겼지만, 현대에는 균형을 어떻게 알맞게 취할 것인가가 더 중요시되고 있다. 영양의 균형이라고 하는 것은 기초식품인 단백질·지방·탄수화물·비타민·미네랄 등을 골고루 알맞게 섭취하는 것이다.

• 생즙은 미네랄을 보급한다 — 미네랄은 칼슘·요오드·인·동·마그네슘·칼륨 등을 들 수 있다. 역할은 혈액을 중성화하

고, 세포에 생명을 주어 건강을 유지시켜준다. 특히 미네랄은 비타민과 함께 청과물 속에 많이 함유되어 있다. 유아나 노인 또는 치아가 약한 사람은 씹는 것보다는 생즙이 훨씬 효과적이다. 또한 칼슘이 많이 함유된 야채로는 파슬리·시금치·양배추·겨자잎·당근 등이 있다.

• 생즙은 비타민을 보급한다—비타민은 미량의 영양소이지만 윤활유(潤滑油) 역할을 하여 신진대사를 원활하지 시키므로 없어서는 안될 물질이다. 비타민에는 여러 종류가 있으나, 특히 무엇보다도 A·B_1·B_2·C 등이다. 생야채나 과일을 많이 섭취하면 비타민 부족은 없고, 편식하는 사람은 비타민의 부족현상을 일으킨다. 우리 체내에서 비타민이 부족하면 여러가지 합병증이 나타난다. 비타민은 열과 광선·공기·산(酸)·알칼리 등에 의해서 쉽게 파괴된다. 그러나 생즙으로 하면 비타민이 파괴되는 일이 드물어서 효과적으로 섭취할 수 있다.

• 생즙은 혈액을 알칼리성으로 만든다—청과물이 몸에 좋은 것은, 거의가 알칼리성 식품이고, 칼슘이나 철을 함유하고 있기 때문이다. 건강한 신체는 혈액이 약간 알칼리성으로 기울어진 상태이다. 산성식품을 취할 때는 반드시 알칼리성 식품인 생야채나 과일 등을 많이 섭취하는 것이 건강을 유지하는데 중요한 요인이다.

알칼리성 식품으로는 양배추·시금치·토마토·오이·당근·콩·바나나·포도·셀러리 등이 있다. 산성 식품으로는 쇠고기·돼지고기·어패류·낙화생·달걀 노른자·치이즈·버터·맥주 등이 있다.

• 생즙은 피부를 곱게 하고 변비를 없앤다—피부가 거치른 것은 피부의 영양이 부족하기 때문이다. 그래서 피부를 곱게 하기 위해서는 비타민 A·C 등을 많이 섭취해야 한다. 비타민 A는 상치·뱀장어·우유·피만·토마토·부추 등에 많이 함유되

어 있다. 얼굴의 기미·주근깨는 멜라닌 색소의 침착(沈着)에 의해 생기는 것인데, 비타민 C 나 구연산은 멜라닌 색소가 늘어나는 것을 막아준다.

비타민 C 는 시금치·근대·파슬리·양배추·피만 등에 많이 함유되어 있다. 구연산은 귤이나 레몬에 많이 들어있고, 야채에 함유된 섬유는 여성들에게 많은 변비에도 효과가 있다.

• 생즙은 피로를 회복시키고 스태미너를 늘린다―스트레스가 많은 현대에서 만성 피로를 느끼는 사람들이 점차 늘어가고 있다. 보편적으로 봄·여름에 많은 사람들이 식욕이 없고 신진대사가 원활하지 않다. 이같은 상태를 예방하기 위해서는 위나 장 등의 소화기의 활동을 높이고, 소화액의 분비를 왕성하게 하는 신선한 야채나 과일의 생즙이 효과적이다.

야채나 과일에는 아밀라제라는 효소가 함유되어 있으므로 이 즙을 섭취하면 소화제를 따로 먹을 필요가 없다. 또한 피로를 회복시키는 비타민 B·C 등도 함유되었다. 야채에는 B_1·B_2 를 제하고도 강장식품으로서 알려진 당근·양파 등 스태미너 증강에 좋은 것이 많이 있다. 생즙을 마시면 자연스럽게 체질을 개선하고 체력이나 스태미너를 증진시킬 수 있다.

• 생즙은 만성적인 병에 효과적!―고혈압·당뇨병 등 만성적인 병은 식이요법이 무엇보다도 중요하다. 육식이나 단맛이 나는 음식을 되도록 피하고, 신선한 야채나 과일을 충분히 섭취하면 좋다는 것은 일반적으로 널리 알려진 일이지만 실제로 실행하기가 어려운 일이다. 병의 치료가 목적일 때는 야채와 제철의 과일을 잘 선별하여 자신의 구미에 맞게 생즙을 만들어서 장기간 마시도록 한다.

■ 생즙에서 얻을 수 있는 미네랄

　미네랄은 생체의 생리기능을 행하는데 필요한 광물화합물, 영양상 불가결의 광물질·칼슘·인·불소·망간·철 등을 말한다. 미네랄에는 약 90종이 있는데, 그것을 크게 구별하면 약 12종류로 분류된다. 우리들의 체내에는 많은 종류의 미네랄이 함유되어 있다. 그중의 철과 칼슘은 널리 알려져 있는 미네랄이다. 그래서 우리들은 신체에 필요한 미네랄이 철과 칼슘으로만 생각하기 쉽다. 그러나 그것은 우리들의 체내에 들어 있는 복잡한 20종 이상의 화학물질 중에서 2종류에 불과하다. 그중 20종에서 적어도 15종류는 중요한 기능을 영위한다. 그밖의 것은 소량만 들어있으나, 과학자는 이러한 미량의 미네랄은 어떤 미지(未知)의 기능을 지니고 있다고 말한다.

　체내에 함유되어 있는 미네랄의 무게를 대체로 2.8kg 정도라고 추정하고 있다. 극히 소량인데도 우리들의 생명을 유지하는 기본적인 기능을 다하고 있다. 예컨대, 소량의 칼슘은 심장을 규칙적으로 고동(鼓動)시킨다. 칼슘이 부족하면 심장의 고동이 불규칙하다.

　다음은 필수 미네랄인 철·칼슘·인·요오드·칼륨에 대해 간략히 설명을 했다.

　　● 철의 효용—철(鐵)은 간장에 저장되어 있지만, 우리들의 체내에 적혈구를 끊임없이 보급하기 위해서 꼭 필요하다. 그래서 철이 많이 함유된 식물을 충분히 섭취해야 한다.

　철분이 함유되어 있는 식물은 레티스·서양배·무화과·버찌·겨자·여린 양배추·자두 등이 있다.

• 칼슘의 효용—칼슘과 인은 신체의 뼈를 만드는 성분으로서, 뼈나 치아를 튼튼하게 해준다. 성장과정에서 칼슘을 가장 필요로 하는 시기가 세번 있다고 한다. 즉 태아로 있을 때, 어머니의 젖을 먹을 때, 발육성장기이다. 그러므로 산모(産母)는 칼슘을 충분히 섭취해야 한다.

칼슘이 들어있는 식물은 양배추·오렌지·레몬·당근·복숭아·오이·시금치·셀러리 등이 있다.

• 인의 효용—우리들의 생명과정중에서 인이 필수적으로 함유되어 있어야 한다. 생명과정은 모든 세포의 원형질이나 핵(核) 속에서 일으킨다. 그외 인은 원형질이나 다른 체액뿐만 아니라, 신체의 복잡한 단백질과 지방의 형성에 참가한다. 신체에는 약 900 g 정도의 인이 필요하다. 또한 인은 체액을 알칼리성으로 만들며, 심장의 기능을 돕는다.

인이 함유되어 있는 식물은 옥수수·겨자·호박·붉은 양배추·당근·오이·파슬리 등이 있다.

• 요오드의 효용—요오드는 극히 적은 양이 체내에 함유되어 있는데, 그 소량의 유무가 성육(成育)이나 지성(知性)을 정상으로 하거나, 발육이나 지능을 미숙(未熟)으로 하는데 영향을 주는 것이라고 한다. 어떤 미네랄의 결핍에 의한 장해보다도 요오드의 결핍은 훨씬 현저하게 나타난다. 체내에 섭취된 요오드의 미분자(微分子)는 〈티록신〉이라고 하는 강력한 갑상선(甲狀腺) 호르몬에 사용되기 때문에 갑상선에 의해서 혈액중에서 빼앗겨버리고 만다. 요오드의 섭취량은 그 양이 많아도 적어도 신체에 장해를 준다고 한다. 그러므로 적당량을 확실하게 취하도록 하는 것이 중요하다.

요오드가 함유되어 있는 식물은 셀러리·당근·레티스·토마토·양파·마늘 등이 있다.

• 칼륨의 효용—칼륨은 근육조직에 영향을 주며, 인과 함께

두뇌세포에 영향을 준다.
 칼륨에 함유되어 있는 식물은 논냉이·포도·양배추·레티스·셀러리·파슬리·시금치·삽주·당근·근대·토마토 등이 있다.

■ 생즙에서 얻을 수 있는 비타민

 비타민은 건강한 식이법(食餌法)의 기본이 된다. 식물을 취할 때 균형이 맞는 비타민류를 섭취하면, 다른 모든 기본적 영양은 자연히 얻어지게 된다. 비타민의 필요량은 신체의 크기·성(性)·연령·활동 등에 따라 약간의 차이가 있는 것으로 생각하면 된다. 또한 환자인 경우에는 그 치료과정에 따라 비타민의 필요량이 달라진다.
 • 비타민 A 의 효능—비타민 A 가 부족되었을 때, 처음 나타나는 원인은 밝은 곳에서 어두운 곳으로 들어갔을 때 어두운 광선에 시력을 맞추는 일이 곤란하게 된다. 이러한 시력의 결함을 야맹증(夜盲症) 또는 현휘증(眩輝症)이라고 일컫는다.
 비타민 A 는 비타민 C 와 결합되어, 신체의 모든 강(腔)에 있는 점액(粘液)을 건강하게 보전하는 효능이 있다. 점막은 2 개의 층(層)으로 되어 있어, 상피(上皮)세포의 바로 밑에는 극히 탄력성이 있는 얇은 불수의근섬유(不隨意筋纖維)의 층이 가로놓여 있다. 이 내층의 생명력은 비타민 A 와 C 의 적당한 공급에 의해서 좌우되고 있다.
 비타민 A 가 부족하면 세포는 경화되고, 표면이 바삭한 각질(角質)로 되며, 살균력이 있는 점액의 정상적인 분비기능을 방해한다. 또한 신장·방광·소화계통·입·편도선·귀·눈 등에

장해를 준다. 비타민 A는 뼈와 치아의 성장을 촉진시키고, 신체조직을 건강하게 하며, 내분비의 기능을 정상으로 유지하고, 세균에 대한 저항력을 조장한다. 이밖에도 비타민 A의 결핍에서 오는 증상에는 다음과 같은 것이 있다. 피부가 바삭바삭 말라 비늘모양으로 된다. 장의 기능이 제대로 되지 않아서 설사를 일으킨다. 식욕부진·활력감퇴·발육부진·허약체질·선위축증·법랑질과 상아질의 형성부전·방광결석(結石)·불임증 등을 일으키는 유인(誘因)이 되는 수도 있다.

• 비타민 A 결핍증의 원인—비타민 A가 결핍되는 것은 음식에 들어있는 비타민 A의 양이 부족하거나 대사(代謝)과정이 잘못되어 있거나 이 두가지 원인으로 분석되고 있다. 후자는 몸의 기능이 깨지는 한 원인이므로 전문의의 진단과 치료를 받아야 한다. 비타민 A의 결핍때문에 조직에 변화가 생긴다면, 박테리아에 대한 자연의 방어력이 없어지고 조직은 병에 걸리기 쉽다. 비타민 A를 보급하는 길은 당근·사과 등의 생즙을 마시면 가장 좋다.

비타민 A의 특징은 지방에는 녹지만 물에는 녹지 않는다. 그러므로 비타민 A를 지나치게 많이 섭취해도 체액(體液), 즉 오줌이나 땀에서 빠지지 않고 비상의 경우를 대비하여 저장하게 된다. 이같이 과잉섭취한 비타민 A의 약 95%는 간장에 저장되고, 남은 5%가 신장·폐 및 피하(皮下)에 약간씩 저장된다.

• 비타민 A의 1일 필요량—미국의 국민보건연구회의 기준량을 보면, 비타민 A의 1일 필요량을 성인 남녀는 5,000(국제단위, 이하 같음), 임산부 6,000, 수유기(授乳期)의 어머니는 8,000, 젊은 남녀 4,500~6,000 으로 되어 있다. 이 기준량은 비타민 A 결핍증을 예방하는데 필요로 하는 최소한도의 것이며, 완전한 건강을 유지하기 위해 필요한 예비량은 들어있지 않다. 체질도 다르고 개인차도 있으므로 이 표준치(値)를 참고로 하면 좋다.

간장에는 대량의 비타민 A를 저장해두고 필요에 따라 사용하게 된다. 예컨대, 240 cc 의 당근즙에는 평균 50,000 국제단위, 혹은 그 이상의 비타민 A가 함유되어 있다고 한다. 당근에 들어있는 카로틴의 양은, 그 당근의 색깔의 짙음과 엷음으로 판단할 수 있다. 따라서 크고 굵고 짙은 주황색의 당근은, 색이 엷은 당근보다 생즙의 재료로서 적합하다.

비타민 A가 많이 함유되어 있는 것으로는 당근잎·시금치·양배추·피만·차조기·비트·호박·자두·상치·셀러리·토마토·바나나 등이 있다.

또 비타민 B_1 이 많이 함유되어 있는 것으로는 고구마·양배추·당근·수박·레몬·복숭아·무우·감자 등이 있다. 비타민 B_2 가 많이 함유되어 있는 것으로는 시금치·비트·녹엽·오이·근대·감자·레티스·레몬·사과·셀러리·근대 등이 있다.

• 비타민 C의 효능—비타민 C는 장(腸)이 세균에 감염되는 것을 예방하고 세균의 독소(毒素)에 저항하는 방위적인 구실을 한다. 또한 식욕을 증진시켜 혈관이나 임파관(淋巴管)에서 다른 강(腔)을 보호하며, 선(腺)의 정상적인 기능을 돕는 효과가 있다. 비타민 C는 매우 중요한 영양소이지만, 보통 조리하는 과정에서 파괴되기 쉽다.

비타민 C는 아스코르빈산으로 알려져 있지만, 인공적으로 합성된다고 하는 의미는 아니다.

비타민 C가 많이 함유되어 있는 것으로는 파슬리·피만·토마토·양배추·오렌지·딸기·수박·순무·강낭콩·살구·셀러리·오이·바나나·파인애플·시금치·복숭아 등이 있다.

• 비타민 D의 효능—비타민 D는 실제로 식물에는 존재하지 않는다고 본다. 비타민 D의 최량의 공급원은 태양이다. 그러므로 겨울에는 생즙에 간유(肝油)를 첨가하는 것을 권한다. 그러나

너무 많이 취하면 도리어 해가 되므로, 저(低) 단위의 양을 취하도록 주의해야 한다.

• 비타민 E의 효능—신체조직을 건전하게 보전하여 가는데 필요한 세포의 성장이나, 세포분열과 비타민 E의 관계에 대해 흥미있는 연구가 행해졌다. 연구실의 실험에서는, 암(癌)세포를 비타민 E가 풍부한 혈장(血漿)속에 넣으면, 암세포는 성장하지 않는데 반하여 비타민 E가 결핍한 혈장으로 같은 실험을 하면 암세포는 급속히 성장한다는 것이다. 이것이 나타내는 것은 건전한 세포는 비타민 E가 있으면, 분열이 정상으로 행하는 것을 의미하고 있다. 그러므로 비타민 E가 결핍되면 건전한 세포는 분열을 일으키지 못하므로, 암세포의 성장을 그대로 받아드리는 것이 된다. 또한 비타민 E가 풍부한 식물을 실험받는 동물에게 공급해 주면, 암에 대한 저항력을 갖게 되고, 한편 이 비타민이 결핍한 식물을 주게 되면, 암세포가 성장하는 것도 알 수 있다.

비타민 E 복합체와 인간의 영양이나 대사과정과의 관계에 대해 이러한 실험으로는 아직 불완전하지만, 계속 연구해 나간다면 무엇인가 극적인 발견을 가져올 것이 틀림없다. 오늘날 비타민 E 복합체는 다른 비타민과 함께 건강조성과 유지에 중요한 구실을 다하고 있다고 말할 수 있겠다.

비타민 E가 함유되어 있는 것으로는 논냉이・파슬리・시금치・셀러리・소맥배아유・레티스 등이 있다.

■ 만드는 법과 재료 다루는 법

• 재료는 신선해야 한다

야채의 생즙은 야채의 영양소를 최대한 흡수하기 위해 생으로 섭취하는 것이 그 목적이다. 따라서 재료는 가능한한 신선한 것을 선택하는 것이 이상적이다. 야채에 들어 있는 비타민류는 시간이 지나면 지날수록 감소된다는 사실을 항상 기억하고 있어야 한다.

야채생즙의 기본재료라고 할 수 있는 엽채(잎사귀가 포인트인 야채)류는 더욱 감소가 심하므로 그때 그때 먹을 양만을 만드는 것이 좋다.

재료가 신선하지 않으면 생즙을 만들어도 크게 효과를 기대할 수 없다.

또한 생즙의 재료는 세균이나 농약 등으로 오염되지 않는 청결한 것이라야 한다. 우선 야채를 흐르는 물에 깨끗이 씻고 시든 야채는 피하는 것이 좋다.

야채 중에서 영양소가 많이 함유된 시금치는 잘 시들기 때문에 선별을 잘 해야 한다.

• 여러가지로 배합된 생즙으로 한다

야채생즙을 처음 마시는 사람은 풋냄새 때문에 마시기 좋지 않다는 사람도 있다. 특히 엽채류는 입안에 넣는 순간부터 역겨움을 느끼는 경우도 있다. 이럴 때는 다른 야채나 과일을 배합하여 마시면 한결 마시기가 좋다.

여러가지 과일이나 야채를 배합하면 영양면에서도 균형을 이룰 수 있다. 귤·당근·사과 등은 어떤 야채에나 첨가해도 맛이 살아나며 누구든지 쉽게 마실 수가 있다.

• 설탕은 되도록 피하면 좋다

흰설탕은 체내에서 에네르기로 변할 때에 비타민 B_1을 필요로 한다. 그러므로 설탕을 많이 섭취하면 비타민 B_1이 보급되지 않고 혈액이 산성으로 바뀌어 여러가지 장해 요인이 된다.

생즙을 처음 마시는 사람은 여러가지 과일이 배합된 것을 마시는 것이 좋다. 특히 과일 중에서 사과를 많이 섭취하는 것이 영양면에서 좋다. 그리고 단맛을 좋아하는 사람은 흰설탕 대신

벌꿀이나 흑설탕 등을 조금 가해서 단맛을 되도록 줄이는 편이 좋다.

• 신선한 야채나 과일 보존법

생즙에 사용될 야채는 그날의 채취한 싱싱한 것을 선택한다. 그러나 야채가 싱싱한 상태가 아니면 잘 보존하는 방법을 연구해서 사용해야 된다. 야채는 보존하는 상태에 따라서 그 선도(鮮度)나 영양소의 함유량이 상당한 차이가 있다. 예를들면, 야채류는 시간이 경과함에 따라 급격히 비타민류가 소멸되므로 적당한 보존방법이 필요하다. 과일은 겉으로 보면 싱싱해 보일지라도 상점에서 직사광선을 오래 쬐인 것으로 생즙을 만들면 맛이나 향이 없고 영양소도 떨어진다.

엽채류는 씻지 말고 포장하여 냉장고에 두는 것이 좋고 사용할 때 꺼내서 깨끗이 씻는 것이 여러모로 손실이 적다. 또한 시금치나 양배추・셀러리 등은 비닐봉지에 넣어 냉장고에 보존한다. 되도록 향이 강한 것은 냄새가 풍기므로 함께 포장하지 말고 따로 두는 것이 좋다.

근채(根菜)류는 잎을 떼고 보존한다. 무우・당근・순무 등은 잎을 떼내고 상자 안에 넣어서 보존한다. 잎은 되도록 빨리 생즙으로 한다. 당근・무우는 통채로 여름에는 냉암체(冷暗體)에, 겨울에는 신문지 등으로 싸서 얼지 않을 장소에 보관하면 꽤 오래 간다.

재료를 보존하는 적온(適溫)은 재료에 따라 약간의 차이가 있다. 냉장고에 보존할 때도 마찬가지이다. 시금치・셀러리・근대 등은 5~6도에서 10도 가량이 적합한 온도이다. 과일은 냉장이 지나치면 맛이 없으므로 5~6도가 적당하다. 또한 보존에는 온도와 함께 습도도 중요하므로 냉장고는 냉각 때문에 수분을 빼앗기므로 반드시 약간의 물을 끼얹어 상자에 넣든가 종이로 포장하여 습도를 유지한다.

■ 여러가지 요령으로 생즙을 만들어 마시는 법

• 생즙은 만든 즉시 마시는 것이 좋다

야채생즙은 첫째 선도(鮮度)가 생명이다. 비타민 C는 공기를 쐬면 산화되어 감소되고, 성분도 변하므로 생즙을 만들면 즉시 마신다. 시간이 경과되면 독특한 향이 없어지고 마시기도 좋지 않다. 모든 생즙은 영양분을 상실하지 않게 하기 위해서도 되도록 빨리 마시는 것이 좋다.

• 생즙은 차겁게 마시는 것이 좋다

생즙은 냉하면 향이나 풍미가 부드러워서 마시기가 좋다. 또한 산화작용을 어느 정도 방지할 수가 있다. 재료를 냉하게 하는 방법은 냉장고에 넣어 두거나, 썰어서 얼음을 넣거나, 만든 생즙에 얼음을 띄워서 마시면 좋다. 특히 아침 공복시에 마시면 매우 효과적이다.

• 재료를 바꿔가며 만드는 것이 좋다

야채생즙은 매일 계속 마셔야만 생즙의 풍미를 느낄 수 있다. 그러나 생즙을 매일 똑같이 마시면 싫증이 나기 쉬우므로 그럴 때는 재료의 배합이나, 보조재료를 바꿔서 맛을 변하게 하는 방법도 하나의 요령이다.

손쉽게 구할 수 있는 재료를 사용하여 자기 입맛에 맞게 만들어내는 일도 한번쯤 시도해 보는 것도 좋다.

• 공복에 마시는 것이 좋다

야채생즙은 되도록 아침 공복이나 식간의 공복에 마시는 것이 효과적이다. 특히 아침 식전에 생즙을 마시면 신진대사를 원활하게 촉진시키고 상쾌한 기분을 느끼게 된다. 또한 밤늦게까지 일을 하고나서 배가 고플 때 우유를 혼합하거나 양주를 약간 떨어뜨린 생즙을 마시면 피로가 쉽게 풀리고 잠도 잘 온다.
* 여러가지 맛을 가해 마시기 좋게 한다

야채생즙은 재료가 신선한 것을 골라서 만들어 마시는 것이 첫째 요인이다. 처음에는 재료에 따라 풋내가 나기 때문에 마시기가 좋지 않으나, 습관이 되면은 차츰 제맛을 알게 된다. 야채생즙의 맛에 익숙하지 않은 사람은 처음에는 반컵 정도에서 시작하여 차츰 양을 늘려가는 것도 좋다.

또한 재료의 배합 외에도 벌꿀이나 소금 등의 조미료·우유 등을 첨가하여 맛을 맞추어 마시는 것도 하나의 요령이다.

단맛(甘味)을 넣는 경우—야채생즙을 처음 마시는 사람이 감미해서 마시면 먹기가 쉽다. 생즙은 건강을 위해서 마시기 때문에 감미는 되도록 설탕보다는 벌꿀을 가하는 편이 좋다. 설탕은 99%가 당질이나 벌꿀의 당분은 포도당과 과당으로서 체내에서 흡수가 빠르고 효과가 있다.

벌꿀을 생즙에 직접 넣으면 배합이 안되고 소량의 열탕에 풀어서 넣거나, 생즙을 조금 가해서 따로 배합한 다음 생즙에 탄다. 그러나 되도록 단것을 덜 쓰는 것이 좋다.

소금(食鹽)을 넣는 경우—야채생즙 중에는 소금을 넣으면 풋내가 가시고 맛이 좋아지는 것도 있다. 특히 토마토·셀러리·피만의 생즙은 소금을 넣으면 제맛이 살아난다. 그러나 고혈압이나 심장이 나쁜 사람은 염분이 과한 것은 피해야 한다.

과즙(果汁)을 넣는 경우—레몬즙을 야채즙에 가하면 풋내가 없어지고 풍미가 좋다. 풋내나 쓴맛을 없애려면 레몬껍질을 반정도 찧어서 즙을 내어 배합하면 좋다.

우유나 요구르트를 넣는 경우—야채생즙에 우유나 요구르트를 넣으면 마시기 쉽고 영양면으로도 효과가 있다. 또 우유에는 비타민·칼슘 등이 풍부하므로, 생즙에 우유를 가해서 마시면 좋다. 신맛이 나는 생즙에 우유를 가하면 응고되어 잘 섞이지 않으므로 우유를 소량씩 넣어 가며 젓는다.

　달걀을 넣는 경우—달걀에는 복합적으로 영양소가 함유되어 있으므로, 피로회복·정력증강 등의 목적에는 야채생즙에 달걀을 가하면 좋은 효과가 있다. 그러나 달걀은 노른자가 영양가 높으며 소화도 잘 된다.

　양주류(洋酒類)를 넣는 경우—야채생즙에 양주를 약간 넣으면 풍미가 좋아진다. 알코올을 넣을 경우에는 야채생즙에 얼음을 넣어 차게 마시면 한결 맛이 좋다.

　식물성유(植物性油)를 넣는 경우—엽채류의 생즙이나 카로틴의 함유량이 많은 당근생즙에 식물성 기름을 한두 방울 정도를 가하면 풋내를 없애고 카로틴의 흡수를 잘 시키는 효과가 있다. 식물성 기름에는 홍화유·올리브유·참기름·채종유·낙화생유 등이 있으며 묵은 기름보다는 새로 짠 기름을 쓰는 것이 좋다.

■ 생즙을 만들때 쓰이는 기구

　강판(薑板)—처음에는 생강을 갈아서 즙을 만들었지만, 다른 용도로도 많이 이용되고 있다. 사과·무우·셀러리·당근 등 과육이 굳은 야채나 과일은 강판에 갈아서 삼베헝겊 또는 가제로 짜서 생즙을 만든다. 적은 양으로 생즙을 만들 때는 강판을 사용하는 것이 편리하다.

　강판의 종류에는 여러가지가 있는데 그중 이(齒)가 크고 작은 것이 있고, 쇠로 만든 철제도 있고 사기로 된 것도 있다.

　체(거르는 체)—체에는 쇠그물(鐵網)로 만든 것과, 옛날부터 내려오는 나무테에 말총(馬毛)으로 만든 것이 있다. 사용하기에는 눈이 굵은 말총체가 쓰기 쉽고 깨끗이 갈려 나온다. 딸기·멜론·토마토·복숭아·자두 등의 과일은 체로 갈아서 생즙을 내는 것이 좋다. 생즙을 낼 때는 넓은 그릇 위에 체를 뒤집어 놓고 그물 위에 재료를 얹어 나무주걱으로 힘을 주어 누르며 문지른다. 토마토나 딸기는 꼭지를 떼버리고, 멜론은 껍질을 벗기고 힘껏 짓누른다. 이렇게 하면은 씨부분의 감미와 향이 흐르는 생즙이 남게 된다.

체를 이용하면 생즙 같은 액상(液狀)으로 되지 않고 걸죽한 액즙으로 되는데, 여기에다 강판으로 갈은 사과나 당근의 생즙을 섞어서 먹으면 좋다.

약연(藥碾)—본래는 약을 갈아내는 기구였으나 생즙용으로 많이 이용한다. 주로 양배추·시금치 등의 엽채류 생즙을 만들 때 쓰인다. 재료를 잘게 썰어 약연에 갈아서 삼베헝겊이나 가제로 짜서 생즙을 얻는다. 약연에 찌꺼기가 달라 붙게 되므로, 쥬서에 비하면 나오는 양이 줄어 든다. 약연을 사용할 때 주의할 점은 물기가 없게 잘 닦아내야 한다.

믹서—일반적으로 믹서라고 하면 즙을 연상할이만큼 널리 알려진 기구이다. 재료는 껍질이나 씨를 제거하고 잘게 썰어 물 또는 우유를 넣어 섞어서 생즙을 만든다. 바나나·복숭아·멜론·딸기 등의 과일이나 토마토는 믹서를 이용하여 만들면 좋다. 특히 딸기·복숭아·바나나 같은 점기(粘氣)있는 과일은 믹서가 적당하다. 그러나 과일만으로 해서는 액즙이 나오지 않는다. 물을 적당량 가해서 생즙을 만드는 것이므로 애드(물을 첨가하여 만드는 즙을 말함)라고 부른다. 특히 주의할 점은 포도·귤 등을 믹서에 넣을 때는 포도의 껍질이나 씨·귤피 등은 삼베헝겊으로 짜서 버린다.

쥬서는 물을 가하지 않기 때문에 순수한 생즙만을 짜내므로 재료에 비해 소량의 생즙을 내지만, 믹서는 물이나 우유 등을 가해야 되므로 적은 재료에서 많은 양을 만들 수 있는 장점이 있다. 또한 과일의 섬유가 가루처럼 되므로 액즙이 기호음료로서는 가장 적당하다.

쥬서—재료만을 넣어 즙을 내는 기구이다. 쥬서는 재료에 수분을 가하지 않고 즙만을 만들어 내는 것이므로, 보건미용·약용의 즙을 만드는 데는 매우 좋다. 특히 야채생즙을 만드는데 가장 적합하다. 물이 많은 야채로써 근채류나 과일에도 적당하지만, 복숭아·바나나·딸기 같은 점질(粘質)이 있는 과일은 부적당하므로 이런 것은 믹서를 사용하는 편이 좋다.

• 수제법에 있어서 유의할 점

생즙을 만드는데 일반적으로 믹서나 쥬서가 필요한 기구임을 알고 있지만, 아직 우리 가정에 이 기구가 많이 갖춰져 있지 않기 때문에 재래의 제법을 이용하는 것이 좋다.

첫째, 수분이 많은 재료와 적은 재료를 구별하여 재료를 썰어 짓찧어 물을 가할 때 재료에 따라 가감을 잘해야 한다. 짓찧어 재료가 약간 촉촉할 정도가 좋다.

둘째, 생즙은 마시기 좋을 정도로 짜내야 하는데 물을 너무 가하면 생즙이 멀겋게 되어 제맛을 낼수가 없으며, 또 물을 적게 넣으면 양이 적어지고 풋내가 많이 난다.

셋째, 삼베헝겊이 생즙을 짜는데는 가장 적합하다. 삼베헝겊이 없을 경우에는 가제나 얇은 목면제를 이용해도 좋다.

재료의 분량이 많은 것은 헝겊자루를 만들어 그 속에 넣고 짜는 방법도 좋지만, 보통 1일 분량의 생즙량은 한약 짜는 삼베헝겊보다 조금 더 넓으면 된다.

넷째, 모든 일에 요령이 있듯이, 생즙을 내는데도 요령이 필요하다. 습관이 되면은 수제법에 요령이 생겨 자기 입맛에 맞게 생즙을 만들 수 있다.

쇠절구(가정용)—수제법에 무엇보다도 쇠절구가 필요한 도구이다. 사용방법은 재료를 잘게 썰어 절구에 넣고 찧어서 짜면 된다. 가장 원시적 방법이면서도 가장 손쉬운 전래의 민간사용법이다. 모든 야채류는 절구 하나만으로 만들 수 있는 편리한 도구이다.

- 즙과 애드의 차이점

일반적으로 즙이라고 말하는 것은 넓은 의미로 많이 쓰인다. 천연과즙(天然果汁)도 과즙을 넣는 음료수도, 농축과즙(濃縮果汁)을 물에 타는 것도 모두 즙이라고 부르고 있다. 그러나 즙은 천연과즙 100%의 것을 말한다. 과실이나 야채로 짜낸 원액을 생즙이라고 말한다.

애드는 물을 첨가하여 만든 것을 말한다. 과일이나 토마토를 믹서에 넣을 때 그대로는 액즙(液汁)이 되지 않으므로 물을 적당히 가하게 된다. 이렇게 해서 나온 생즙을 애드라고 부른다.

1) 양파(玉葱) 생즙

- 재료의 선별법—재료로 삼을 양파는 품종을 따질 필요가 없으며 매운맛이 약할수록 좋다. 양파에는 세가지 색깔(백·홍·황)이 있는데 홍색은 매운맛이 강할뿐만 아니라 질도 떨어지며 백색은 저장이 곤란하긴 하지만 생즙용으로는 적격이다. 양파는 특히 상하기 쉬우므로 선별에 신경을 써야한다.
- 효능 및 성분—양파에는 비타민 B_1, B_2, 나이아신, 비타민 C 등이 약간씩 들어 있으며 비타민 A 는 없다. 당분은 포도당과 자당(蔗糖)이 조금 들어 있으며 단백질이 적다. 그 외에 휘발성 성분과 고급 유화물(硫化物)이 인경(鱗莖)에 약 0.20%가 들어

있다. 그밖에 알리인성분인 알리신과 인산·소다·석회 등도 조금씩 들어 있다.
　양파즙이 동맥경화 예방에 좋은 효과가 있다는 것은 과학적 실험에서도 이미 밝혀졌으며 소화불량과 고혈압에도 효과가 있으며 신경통, 불면증, 류머티즘에도 좋다. 또한 양파생즙은 박테리아를 죽이는 성분이 강하므로 코와 목의 갖가지 병에도 주효하다.
　• 만드는 법과 먹는 법—신선한 양파를 골라 겉껍질을 벗기고 적당하게 썰어 쥬서에 넣고 짠다.
　① 쥬서를 사용하지 않을 때는 잘게 썰어 쇠절구에 넣고 물을 조금씩 부으면서 곱게 찧은 다음 삼베헝겊 등으로 즙을 짜낸다.
　② 당근이나 사과 등과 배합하면 더욱 좋다.
　③ 양파만 할 때는 1회에 약 400g정도가 적당하며 당근이나 사과를 배합할 때는 양파를 150g만 넣으면 된다.
　④ 생즙은 아침 식전에 약 200cc 씩 마신다. 양파생즙은 독특한 맛이 있으므로 먹기가 힘들 때는 사과즙이나 귤즙을 반반씩 섞어 마시면 좋다. 1회의 배합분량으로는 양파 150g, 당근 150g, 사과 200g이 적당하다.
　• 약효—소화불량, 기생충 박멸, 종독(腫毒) 등이다.

2) 선인장(仙人掌) 생즙

　• 재료의 선별법—재료는 뿌리·잎·줄기 등 모든 부분을 사용할 수 있다. 선인장에는 여러 종류가 있으며 가시가 있는 것보다는 없는 것이 좋고 개화전의 것이 좋다. 선인장의 종류는 세계적으로 약 3천 6백여종에 이르고 있으며 대소(大小)의 차이도 커서 손가락만한 것에서부터 6m 이상이나 되는 대형도 있

다. 잎은 완전히 퇴화하여 바늘처럼 생긴 것과 훌륭한 육질로 된 것 등 각양각색이다. 특히 가시가 없는 종류는 식용이 되고 있는데 널리 알려져 있지 않기 때문에 잘 모르고 있다.

• 효능 및 성분―선인장의 열매에는 당(糖)과 단백질이 들어있다. 선인장의 생즙은 늑막염에 특효가 있어서 이 즙으로 늑막염을 완치한 사례는 얼마든지 있다. 또한 백일해에도 좋으며 각기, 수종(水腫)에도 좋은데 민간요법에서는 감기나 기침에 많이 사용하고 있다.

• 만드는 법과 먹는 법―가시가 있는 선인장의 경우에는 가시를 모두 떼어내고 토막을 내어 쥬서에 넣고 짠다.

① 선인장만을 갈아서 먹어도 좋지만 당근, 사과, 양배추 등과 배합을 해서 먹으면 더욱 좋다.

② 재래식으로는, 선인장을 잘게 썬 다음 쇠절구에 넣고 짓찧어 삼베헝겊 등으로 즙을 짜낸다.

③ 선인장만일 때는 1회분을 약 300~400g 정도로 하고 사과 등과 배합할 때는 100~150g 정도가 적당량이다.

④ 이 즙을 아침 식전에 1컵씩 마시면 좋고 비위가 약한 사람은 사과즙과 혼합해서 먹는 것도 좋다. 혼합비례는 1:1 정도로 한다.

• 약효―민간요법에서는 감기, 기침, 각기충심(脚氣衝心)에 많이 사용한다. 또한 담(痰)을 제거하고 풍(風)과 냉(冷)을 없애고 소아의 백일해에는 신기할 정도로 잘 듣는다. 아기에게 식후에 1잔씩 먹이면 3~4일 안에 효과가 나타난다. 류머티즘에는 생즙을 종이에 발라 환부에 붙이면 통증이 사라지며 늑막, 각기, 수종에도 특효약이다.

3) 토마토생즙

• 재료의 선별법—비닐하우스에서 재배된 것보다는 제철에 난 것이 맛이나 영양가면에서 월등하다. 토마토는 대개 덜 익은 것이 시장에 나오는데 생즙에 좋은 것은 밭에서 빨갛게 익은 것이 좋다. 토마토는 품종에 따라 영양가가 조금씩 다른데 생즙용으로 새빨간색으로 익은 토마토가 다른 품종에 비해 비타민이 풍부하므로 효과적이다.

토마토는 청채류의 즙과 먹으면 맛이 한결 좋고 영양가도 더 높다.

• 효능 및 성분—토마토는 주로 자당(蔗糖), 과당 및 포도당으로 이루어져 있으며 산미는 사과산이 주(主)로서 구연산과 수산, 주석산, 호박산도 조금씩 들어 있다. 색소는 카로틴과 리코펜으로 되었고, 카로틴은 비타민 A의 작용이 있다.

비타민류로는 A・B_1・B_2・C 등을 골고루 갖추고 있어서 어떤 과일보다도 영양가가 풍부해서 생즙 중에서도 으뜸으로 꼽을 수가 있다.

토마토의 생즙은 피를 맑게하는 효과가 있으며 동맥경화와 간장병에도 매우 좋다. 또한 지방질이 많은 음식의 소화를 돕는 작용이 있으므로 육식이나 산성식품을 많이 먹는 사람은 필수적으로 먹어야 할 즙이다. 또한 여성들의 미용에도 좋으며 고혈압인 사람이 정기적으로 섭취하면 큰 효과를 얻게 된다.

• 만드는 법과 먹는 법—꼭지를 떼낸 토마토를 통째로 쥬서에 넣고 짠다.

① 손으로 할 때는 잘게 썰어서 손으로 으깨어 삼베헝겊 등으로 즙을 짜낸다.

② 1회에 약 400 g 정도면 좋다.

③ 설탕보다 소금을 약간 넣는 것이 맛이 좋으며 아침 식전에 한컵씩 마신다.

④ 고혈압이나 심장병에는 소금이 금물이므로 그냥 마시는 것이 좋다.

⑤ 토마토생즙은 시간이 지나면 성분이 분리되므로 만든 후 바로 마셔야 좋다.

＊ 배합을 할 경우

1) 재료 (1 회 분량)

토마토 　　　　200～250 g
레 몬 　　　　반개

[만드는 법] 잘 익은 토마토를 껍질째 쥬서에 넣고 레몬 반개를 넣는다.

[효능] 토마토생즙에 레몬을 넣으면 여름철의 보건 미용에 도움이 된다. 또한 토마토에 들어 있는 루틴은 고혈압에 좋다.

2) 재료 (1 회 분량)

토마토 　　　　150～200 g
당 근 　　　　100～150 g
사 과 　　　　100～150 g

[만드는 법] 1) 항과 같다.

[효능] 비타민이나 무기질이 고루 갖춰진 즙으로 여름타는 것을 예방하고 위나 장의 피로, 변비 등에 좋다. 또 거친 피부, 여드름에도 좋다.

3) 재료 (1 회 분량)

토마토 　　　　150～200 g
셀러리 　　　　10～20 g
파슬리 　　　　10～20 g
피 만 　　　　한개

[만드는 법] 4 가지 재료를 적당히 썰어 믹서에 넣고 갈아낸

다. 손으로 만들 때는 토마토는 강판에 갈고 그 외의 것은 잘게 썰어 절구에 넣고 물을 조금씩 가하면서 고루 찧어서 삼베 등으로 즙을 짜낸다.

[효능] 토마토에는 비타민과 미네랄이 고루 들어 있고 셀러리에는 비타민 B_1, B_2가 많이 함유되어 있으므로 강장의 효과가 크다. 피망에는 비타민 A, B_1, B_2, C 등이 많이 들어 있고 엽록소도 들어 있으므로 여름철에 좋다. 파슬리에는 철분과 칼슘, 각종 비타민이 풍부하게 들어 있으므로 빈혈에 좋다. 또 피로하기 쉬운 사람이나 허약체질형에게는 신진대사를 원활하게 해주므로 권할만한 보건생즙이며 육식을 많이 먹어서 혈액이 산성으로 변한 사람에게는 특히 좋다.

[참고사항] 전분이나 단백질을 많이 섭취하여 체질이 산성화되는 것을 막는 데는 도움이 되나 전분이나 당분이 들어 있는 식물과 함께 먹어서는 안된다. 전분이나 당분은 토마토에 들어 있는 알칼리성을 중요시키기 때문이다. 그러므로 전분이나 당분이 들어 있지 않은 식사의 식간에 먹으면 좋다.

• 약효—피를 맑게 해주며 간장을 건강하게 해준다. 여성의 미용에도 매우 좋다.

4) 구기자생즙

• 재료의 선별법—재료로는 잎과 열매가 사용된다. 구기자는 다른 식물과 달리 1년에 두번, 즉 봄과 가을에 잎이 돋아나고 열매도 두번 열리는 경우가 많은데 잘 익은 열매와 싱싱한 잎을 고른다.

• 효능 및 성분—열매에는 강장제로 쓰이는 베타인이 함유되

어 있다. 열매만으로나, 잎만으로 만든 생즙과 그 효능은 크게 다를 것이 없으나 열매즙은 강장강정(强壯强精)에 많이 사용되고 잎의 즙은 시력을 좋게 하는데 주로 쓰이고 있다. 이 생즙은 옛부터 불로장생의 즙으로 많이 섭취해왔으며 계속해서 마시면 확실한 효과를 보게 된다.

• 만드는 법과 먹는 법—이 즙은 열매와 잎으로 함께 만들어도 되고 따로 분류해서 만들어도 된다. 혼합일 때는 재료를 반반씩 넣는다.

① 구기자즙만으로도 좋으나 배합을 해도 좋다. 배합할 때는 시금치, 당근, 사과 등이 사용된다.

② 단용으로 할 때는 잎은 1회에 약 500g, 열매는 400g 정도면 좋고 혼용일 때는 잎 200g, 열매 150g이 적당하다.

③ 손으로 만들 때는 잎과 열매를 따로 한 다음 그 즙을 섞으면 된다.

④ 많이 마셔도 부작용은 없지만 아침 식전에 1컵씩 마시는 것이 적당하다. 벌꿀이나 사과즙을 조금 가미하면 더욱 좋다.

• 약효—한방에서는 구기자 열매를 강장제로 쓰며 잎은 해열이나 지갈(止渴)에 사용한다. 구기자즙은 노쇠현상을 방지하며 추위와 더위를 타는데에도 좋다. 즙을 눈에 떨어뜨리면 흐린 것과 눈의 통증을 없애준다. 심장병과 병적인 갈증, 신장병에 좋다. 폐를 보하고 간을 맑게 하며 정력을 늘리고 양(陽)을 돕는다.

5) 부추(韮菜) 생즙

• 재료의 선별법—부추에는 재배종과 야생종이 있는데 생즙용으로는 재배종을 사용한다. 특이한 냄새를 풍기는 것이 부추의

특징인데 장다리(꽃대)가 나오기 전의 싱싱한 것을 선택한다. 비닐하우스에서 재배된 것도 상관 없으나 효과는 밭에서 자란 봄부추가 제일 좋다.

• 효능 및 성분―부추에는 단백질이 조금 들어 있고 비타민 A·B·C가 비교적 많이 들어 있다. 이밖에 유황의 함량이 많으며 철분도 들어 있다. 부추의 생즙은 몸을 보온하는 데 으뜸이다. 따라서 냉병이 있는 사람이 마시면 기대 이상의 효과를 얻을 수 있으며 부인병, 기침, 설사 등에도 유효하다.

• 만드는 법과 먹는 법―신선한 것을 골라서 칼로 대충 썰어 쥬서에 넣고 짠다.

① 손으로 만들 때는 앞 장에서 설명한 방법대로 하면 된다.
② 이 즙은 단용보다 혼용이 좋으며 셀러리, 양배추, 사과, 당근, 생강 등과 배합하면 된다.
③ 단용일 때는 1회분 약 400g, 혼용일 때는 200g 정도가 적당하다.
④ 아침 식전에 1컵씩 마시면 좋고 단용일 때는 당근이나 사과즙을 1:1의 비율로 혼합해서 마신다.

• 약효―냉성(冷性)인 사람의 체온을 덥혀준다. 설사, 비혈, 토혈에 좋다. 뱀이나 벌레에 물린 데에는 즙을 발라준다. 천식을 없애고 소갈과 식은땀을 그치게 한다.

6) 노야기(香薷) 생즙

• 재료의 선별법―노야기의 잎이 원료로 쓰인다. 여린 잎은 식용하며 정가 잎과 모양이 비슷하고 방향(芳香)이 있는데 생즙용으로는 꽃이 피기 전의 잎이 좋다.

• 효능 및 성분—노야기에는 다량의 휘발성물질이 들어 있으며, 해열·발한의 작용이 있으므로 감기에 걸린 사람이 먹으면 치료효과가 있다. 또 여름에 더위를 먹은 사람에게 좋으며 두통, 신경통, 정신불안, 각기병, 복통에 주효하다.

• 만드는 법과 먹는 법—싱싱한 잎을 따서 물로 깨끗이 씻은 다음 쥬서에 넣고 즙을 낸다.

① 이 즙은 단용보다는 혼용이 효과적인데 시금치, 양배추, 오이, 사과, 당근 등과 배합하면 된다.

② 손으로 만들 때는 전항의 요령과 동일하다.

③ 단용으로 할 때의 분량은 400~500 g, 혼용일 때는 150~200 g 이 적당하다.

④ 아침 식전에 1컵씩 마신다. 단용으로는 먹기에 어려우니 혼용을 하거나 당근, 사과즙과 섞어서 마시면 훨씬 부드럽다.

• 약효—한방에서의 노야기는 해열이나 발한, 수종(水腫)에 쓰이고 이뇨제로도 쓰인다. 근육의 경련을 없애고 장을 편안하게 하며 위를 보한다. 각기와 한열에 좋고, 더위병에는 으뜸이다. 복통, 토사에도 좋다.

7) 파(葱) 생즙

• 재료의 선별법—파에는 여러가지 품종이 있으나 어떤 것을 사용하든 관계가 없으며 파 전체를 사용한다. 되도록이면 어린 파는 피하고 맵지 않은 것으로 고른다. 모래 땅에서 자란 파가 매운맛도 덜하며 맛도 좋다.

• 효능 및 성분—파에는 탄수화물이 가장 많고 그 다음은 단백질이 많다. 비타민은 B_2, C 가 들어 있는데 파의 자극성분은 이류화물(二硫化物)의 유기화물로서 파 속에는 배당체(配糖體)

의 모양으로 있던 것이 효소에 분해되어 생긴다.
- 만드는 법과 먹는 법—파를 물에 깨끗이 씻는다.
① 적당한 크기로 썰어 쥬서에 넣고 짜낸다.
② 손으로 할 경우는 전 항의 경우와 동일하다.
③ 단용보다는 혼용이 좋으며 시금치, 양배추, 사과, 당근 등과 배합한다.
④ 단용으로 할 때의 분량은 1회에 300~400 g, 혼용으로 할 때는 100~150 g이 적당하다.
⑤ 아침 식전에 1컵씩 마신다. 단용으로 먹을 때는 생강즙을 조금 타든가 사과즙을 조금 타면 먹기에 편하다. 배합을 할 때는 파 100~150 g, 당근 100~150 g, 사과 150~200 g이면 된다.
- 약효—한방에서는 발한, 이뇨, 거담, 지혈, 살충약으로 쓰인다. 신장병에 좋고 비혈을 그치게 하며 통증도 없앤다. 두통, 치루에도 좋다.

8) 시금치(菠薐菜) 생즙

- 재료의 선별법—선명한 녹색이고 뿌리 부분이 깨끗한 것을 고르되 밑부분이 너무 크지 않고 부드러운 것이 좋다. 뿌리 부분에는 특히 망간, 동 등의 조혈성(造血性) 성분이 많이 들어 있으므로 잎과 함께 이용한다.
- 효능 및 성분—시금치에는 비타민 A, B_1, B_2, C, K가 함유되어 있고 특히 비타민 C는 100 g 중에 100 mg이나 들어 있다. 이 외에도 칼슘, 철, 인, 엽록소 등도 들어 있으며 뿌리에는 동과 망간이 들어 있다. 또한 단백질까지 함유하고 있어서 옛부터 영양야채로 각광을 받아 왔다. 생즙에는 철분이 많으므로 빈혈증

세를 일으키는 사람에게 좋다. 또한 체내의 유독한 요산(尿酸)을 분리해서 배설시키는 작용을 하므로 류머티즘이나 통풍(痛風)에는 매우 좋은 즙이다. 시금치에는 위나 장의 활동을 돕는 요소가 들어 있으므로 위장장해나 변비에도 좋다. 또 냉증, 거친 피부에도 좋으나 알레르기 체질의 사람은 가급적 피하는 것이 좋다. 시금치는 채취하여 하루만 지나도 영양가가 절반 이상으로 감소하므로 하루 이상 보관하면 별 효력이 없다.

또한 수산(蓚酸)이 들어 있어서 장기간 복용하면 신장이나 방광에 결석이 생길 우려가 있으니 주의해야 한다.

• 만드는 법과 먹는 법—물에 깨끗이 씻어 쥬서에 넣고 즙을 낸다.

① 손으로 만들 때는 전 항과 동일하다.

② 단용보다는 혼용이 좋으며 재료의 양은 1회의 약 500 g 정도이다.

③ 아침 식전에 한컵씩 마시면 좋고 사과즙이나 당근즙을 가해서 마시면 더욱 좋다.

* 배합을 할 경우

1) 재료 (1회 분량)

시금치	100~130 g
당 근	100~130 g
사 과	120~150 g
우 유	반컵

2) 재료 (1회 분량)

시금치	100~130 g
당 근	100~130 g
셀러리	80~100 g
사 과	150~200 g
우 유	80~90 cc

3) 재료 (1회 분량)

시금치　　　　100~120 g
당　근　　　　120~150 g
사과(껍질째)　　50~70 g
귤(껍질째)　　　50~70 g
우　유　　　　80~90cc

[만드는 법] 시금치, 당근, 사과, 귤을 적당한 크기로 썰어 쥬서에 넣고 짠다. 거기에 우유를 넣고 골고루 혼합한다.

[효능] 시금치에는 칼슘, 인, 철 등의 미네랄, 비타민 A, B_1, C가 풍부하게 함유되어 있으므로 계속해서 마시면 빈혈과 냉증에 좋다. 또한 위액의 분비를 촉진하고 장의 운동을 자극하는 작용을 하므로 변비에도 좋고 피부미용에도 효과가 있다.

• 약효— 앞에서도 나열했듯이 철분이 함유되어 있으므로 빈혈증에 특히 좋다. 술독을 풀어준다. 혈맥을 통하고 가슴이 막힌 것을 트게 하며, 기를 내리고 속을 고르게 한다. 치루에 좋다.

9) 양딸기생즙

• 재료의 선별법—딸기는 크게 나누어 산딸기와 양딸기가 있는데 약효면에서는 산딸기가 훨씬 좋다. 보통 시장에서 쉽게 구할 수 있는 양딸기는 시간이 지나면 쉽게 상하므로 신선한 것으로 잘 골라야 한다.

산딸기는 나무에서 열리는 것으로 한방에서는 약재로 사용한다.

• 효능 및 성분—새콤한 맛을 내는 유기산은 0.6~1.5%가 함유되어 있다. 딸기의 빨간색은 안토시안인데 향기가 좋아서

싫어하는 사람이 거의 없어서 젤리, 잼, 제과의 원료 등 쓰이는 용도가 다양하다.

 딸기의 생즙은 무엇보다도 미용식으로 가장 좋다. 계속해서 마시면 여드름이나 기미, 주근깨 등이 깨끗이 없어지며 입맛이 없을 때는 입맛을 되찾게 해준다. 병증으로는 고혈압과 빈혈증 환자에게 좋다. 특히 산딸기 생즙은 옛부터 정력에 좋다고 전해지고 있다.

• 만드는 법과 먹는 법―잘 익고 싱싱한 것을 골라서 꼭지를 뗀 다음 쥬서에 넣고 짜낸다.
 ① 손으로 만들 때는 전 항과 동일하다.
 ② 1회분의 분량은 약 400g 정도면 된다.
 ③ 사과즙을 조금씩 타서 아침 식전에 1컵씩 마신다.

• 약효―딸기는 피부정화(皮膚淨化)식품으로서 창백한 안색, 주름살, 여드름, 무좀, 충혈된 눈, 편도선염 등에 효과가 있으며 신경쇠약, 저혈압, 위약 등에는 특히 유효하다. 혈액을 맑게 한다. 나무딸기즙은 몸을 보호하고 정기를 돋우며 피부를 윤택케 한다. 즙을 머리털에 바르면 희어지지 않고 딸기잎으로 즙을 내어 눈에 떨어뜨리면 눈이 맑아진다.

10) 감자(馬鈴薯) 생즙

• 재료의 선별법―감자에는 여러가지의 품종이 있으나 생즙용으로는 제일 흔한 남작(男爵)이 좋다. 남작은 맛이 좋고 품질도 우수하며 쉽게 구할 수도 있다. 싹이 나온 감자는 적당하지 않으며 파란색 감자는 독성이 있으므로 좋지 않다.

• 효능 및 성분―감자에 들어 있는 단백질은 이용성(易溶性)으로서 주로 글로불린에 속한다. 이밖에 각종의 유리(琉璃), 아

미노산, 유기염기(有機鹽基)와 탄수화물은 주로 전분으로서 평균 17%가 들어 있다. 무기질로는 칼리가 절반 이상, 인산이 17%정도 들어 있으며 비타민 B_1과 C가 약간씩 들어 있다.

감자즙은 특히 충치예방에 좋다.

• 만드는 법과 먹는 법—감자도 역시 캔지 얼마 되지 않은 싱싱한 것으로 고른다. 물로 깨끗이 씻어 껍질을 벗기고 칼로 적당히 썰어 쥬서에 넣고 즙을 낸다.

① 손으로 만들 때는 껍질째 강판에 갈아서 삼베나 가제 등으로 즙을 짜낸다.

② 단용보다 혼용이 좋으며 양배추, 시금치, 당근, 사과 등과 배합한다.

③ 단용일 때 1회분 분량은 약 400~500g 이며 혼용일 때는 150~200g을 배합하면 적당하다.

④ 아침 식전에 한컵씩 마신다. 단용으로 마실 때는 생강즙을 조금씩 타서 마시고 사과즙과 1 : 1 의 비율로 혼합하여 마시는 것도 좋다.

• 약효—위궤양, 유아의 영양부족과 설사, 기관지 천식, 알레르기성 피부병, 고혈압이나 심장병에 좋으며 중년기에 접어들면서 비대해지기 시작할 때 감자생즙을 마시면 효과가 있다.

11) 씀바귀(苦菜) 생즙

• 재료의 선별법—씀바귀는 잎, 뿌리 등 전체를 재료로 이용한다. 씀바귀는 이른 봄의 미각을 돋궈주는 대표적인 식물로서 4~5월의 씀바귀를 채취한다. 꽃이 핀 후의 것은 별 효력이 없다.

• 효능 및 성분—씀바귀의 성분은 아직 밝혀져 있지 않았지

만 여름철에 이 생즙을 만들어 먹으면 더위를 심하게 느끼지 않으며, 더위를 먹은 사람에게 큰 효과가 있다. 오래 전부터 씀바귀생즙은 제서요법(除暑療法)으로 이용되어 왔다.

• 만드는 법과 먹는 법―물에 깨끗이 씻은 씀바귀를 쥬서에 넣고 짜낸다.

① 손으로 할 때는 칼로 잘게 다져서 절구에 넣고 찧은 다음 물을 조금씩 부으면서 골고루 비벼 삼베헝겊이나 가제 등으로 즙을 짜낸다.

② 단용보다는 혼용이 좋은데 사과, 당근, 시금치, 셀러리 등과 배합하면 좋다. 또한 단용일 때의 분량은 1회분으로 약 400~500 g, 혼용일 때는 50~200 g이면 좋다.

③ 아침 식전에 1컵씩 마시는데 쓴맛이 몹시 강하므로 사과 즙을 반반씩 섞어 마시면 먹기에 편하다.

• 약효―임질, 요혈(尿血), 이질 등에 마시면 유효하다. 갈증이 없어지고 여름철 더위를 타는 사람에게 좋다. 심신이 안정된다. 얼굴과 눈 등의 황달기가 없어진다. 치질에 좋다.

12) 익모초(益母草) 생즙

• 재료의 선별법―잎을 재료로 쓰는데 익모초는 이름 그대로 부인병에 매우 유익한 식물이다. 생즙용으로는 꽃이 피기 전의 신선한 것이어야 하며 말려서 잘 저장하면 겨울철에도 사용할 수 있다.

• 효능 및 성분―잎에는 결정성(結晶性) 알칼로이드, 수지(樹脂), 지방유 등이 함유되어 있다. 익모초는 잎의 맛은 조금 맵고 쓰며, 꽃은 약간 쓰고 달며, 뿌리는 단맛이 난다.

• 만드는 법과 먹는 법―물로 깨끗이 씻은 잎을 쥬서에 넣고

짜낸다.

① 손으로 만들 때에는 전항과 동일하다.

② 지금까지는 주로 단용으로 많이 먹었지만 몹시 쓰므로 혼용하는 것이 좋은데, 당근, 사과, 오이 등과 배합한다. 말려서 보관했던 것은 물에 불려서 만들면 된다.

③ 단용으로 할 때는 1회분 약 300～400 g 정도, 혼용일 때는 100～200 g 이면 된다.

④ 아침 식전에 1컵씩 마시는데 역겨울 정도로 쓰므로 사과즙과 1 대 1 의 분량으로 섞어서 마시면 좋다.

* 배합을 할 경우

재료 (1 회 분량)

익모초   150 g
당근이나 오이 150 g
사 과   200 g

• 약효—익모초의 생즙은 옛부터 부인병으로 많이 사용하여 왔다. 여성의 자궁병, 위장병, 냉증, 대하증 등에 좋은 효과가 있다. 이뇨제 및 진정제로도 쓰인다. 한방에서는 강장성 통경약(強壯性 通經藥) 및 지혈제로 사용한다. 부종(浮腫)과 산후의 혈창민(血脹悶)에도 좋으며 귓속에 생즙을 떨어뜨리면 모든 귓병이 낫는다. 이외에도 혈(血)을 활(活)하고 나쁜 피를 제거하며 경(經)을 바르게 하고 독을 풀어준다.

13) 도꼬마리(蒼耳) 생즙

• 재료의 선별법—재료로는 잎파리를 사용하는데 식용으로도 많이 애용한다. 5～6월달의 잎이 좋으며 늙은 잎은 별 효과가 없다.

● 효능 및 성분―성분은 아직 밝혀지지 않고 있으나 옛부터 시력이 좋아진다고 하여 애음되어 온 즙이다. 꾸준히 마시면 웬만해서는 귓병도 걸리지 않는다고 한다.

● 만드는 법과 먹는 법―신선한 잎을 물에 깨끗이 씻어 쥬서에 넣고 짜낸다.

① 손으로 할 때는 전 항의 요령과 동일하다.

② 단용으로 할 때는 1회분 약 500 g, 혼용일 때는 약 200 g 정도가 좋다.

③ 아침 식전에 1컵씩 마시는데 매우 쓰므로 사과즙과 1 : 1의 비율로 섞어 마시면 좋다. 양이 많으면 오히려 해롭다는 점을 명심해야 한다.

● 약효―신경계통의 질환에 좋으며 발한작용을 하므로 두통이나 감기에도 좋다. 종기나 두드러기, 피부병 등에 즙을 바르면 효과를 보게 된다. 한방에서는 해열, 발한, 진경약으로 쓰인다. 코피가 멈추지 않을 때는 생즙 1공기를 마시면 금방 그친다.

14) 무우(蘿蔔) 생즙

● 재료의 선별법―재료는 뿌리·잎을 사용한다. 무우는 사계절 언제나 손쉽게 구할 수 있는 야채이다. 무우는 봄, 여름 것보다는 가을무우가 품질도 좋고 맛도 있다. 품종이 좋은 무우는 살이 깨끗하고 모양이 고르며 손에 들면 묵직한 것이 좋다. 무우에는 매운 맛과 단맛이 강한 것이 있는데 대부분 매운 맛이 강한 것은 껍질에 푸른빛이 많다. 이런 것은 생즙으로 부적당하고 되도록 단맛이 강한 것을 선별하는 것이 좋다. 잎은 싱싱하고 긴 무우보다 통통한 재래종 조선무우가 좋다.

● 효능 및 성분―무우의 매운 맛은 알리인이 들어있기 때문

이며 이 성분이 분해된 것이 개자유(芥子油)이다. 무우의 비타민 C는 육질(肉質)부분보다 껍질부분에 2배 가량 더 들어있다. 잎에는 많은 양의 비타민 A·B·C가 함유되어 있고 또 디아스타제가 풍부하며 그밖에 글리코타제·갈락타저 등의 효소가 들어있다.

  무우생즙의 특징은 소화를 촉진시키고 강장(強壯)의 효과가 있고 해독과 거담(祛痰)의 작용도 있다. 또한 애연가에게는 니코틴을 제거하는 작용이 있으므로 무우생즙을 매일 1컵씩 마시는 방법도 좋다.

  • 만드는 법과 먹는 법 — 재료를 물에 깨끗이 씻어 적당하게 썰어 쥬서에 넣어 짠다.

  ① 재래식으로는 강판에 갈아서 삼베헝겊이나 가제로 짜서 즙을 낸다.

  ② 재료분량은 1회에 약 500g 정도가 적당량이다.

  ③ 무우생즙은 강한 맛이 있으므로 즙과 물을 2:1로 혼합해서 마시면 된다.

  * 배합을 할 경우

  1) 재료(1회 분량)

무우잎	100~200g
당근	120~150g
귤	한개
사과	한개

  [만드는 법] 재료를 맑은 물에 깨끗이 씻어 적당하게 썰어서 쥬서에 넣고 짠다. 사과는 꼭지를 떼어버리고, 감귤류는 껍질을 반쯤 넣어도 좋다. 잎은 되도록 신선한 것을 사용하면 좋다.

  [효능] 무우잎에는 비타민 A·C가 많이 함유되어 있고, 그밖에도 칼슘·나트륨 등의 미네랄도 들어있어 매우 유효한 식품으로 꼽는다.

2) 재료(1회 분량)

무우잎　　　100~120 g
당근잎　　　30~50 g
사　과　　　반개
레　몬　　　1/3 개

　[만드는 법] 1)항과 같으며 당근잎은 잘 시들기 때문에 싱싱한 것을 골라서 쓴다.
　[효능] 비타민이나 미네랄이 부족하면 피로나 권태가 빨리 오고, 빈혈로 혈색이 나쁜 사람, 스태미너가 없는 사람 등에게 효과적이다. 또 칼슘이 많이 함유되어 있기 때문에 치아가 약한 사람, 임신부에게도 좋다.
　[참고사항] 무우생즙에 물엿을 적당량 가해 먹으면 기침·천식·백일해·두통 등에 효과가 있다. 중풍에는 무우생즙에 물엿과 생강즙을 혼합하여 마시면 좋다.
　• 약효―소화를 촉진시키고 해독의 작용이 있으며 몸을 가볍게 하고 피부가 고와진다.

15) 양배추(甘藍) 생즙

　• 재료의 선별법―재료는 푸른 겉잎을 사용한다. 양배추는 봄, 가을 것이 제일 좋고 잎살(葉肉)이 두껍고 부드러운 것이 맛도 좋다. 고를 때는 속이 꽉 차 있고 잘 오무라진 것으로 묵직한 것이 좋다. 양배추의 영양분은 푸른 겉잎에 많이 함유되어 있으므로 버리지 말고 생즙용으로 쓴다.
　• 효능 및 성분―양배추에는 칼슘, 비타민 A·B·C·K가 많이 함유되어 있다. 비타민 A는 푸른 겉잎에 많고 결구(結球)한 흰부분에는 약간 들어있다.

생즙은 빈혈·위궤양·위장장해·당뇨병에 효과적이므로 계속 마시면 좋다. 또한 피를 맑게 해주고 몸의 저항력을 높이며 여성의 미용 효과로서 한몫한다.

• 만드는 법과 먹는 법―재료의 겉잎을 깨끗이 씻고 적당히 썰어서 쥬서에 넣고 짠다.

① 손으로 만들 때는 잘게 썰어서 절구에 넣고 찧어서 물을 약간 가해 촉촉히 만든 다음 삼베헝겊이나 가제로 짜서 즙을 낸다.

② 단용(單用)도 좋고 혼용도 좋다. 단용일 경우의 재료분량은 1회 약 400g 정도 요한다.

③ 생즙을 아침 공복시에 1컵씩 마시면 좋다. 양배추생즙에는 특유한 냄새가 있으므로 마시기 곤란할 경우에는 사과즙을 타서 마시면 좋다.

• 약효―비만증(肥滿症)인 사람에게 좋다.

16) 연근(蓮根) 생즙

• 재료의 선별법―재료는 뿌리를 사용한다. 연근은 가을·겨울 것이 좋고, 쭉뻗고 색깔이 선명한 것을 골라야 한다. 벤 자리가 검거나 구멍이 작은 것은 좋지 않고, 뿌리를 캐어 오래 둔 것도 좋지 않다.

• 효능 및 성분―연근의 주성분은 당질이고 대부분 녹말을 많이 함유하고 있다. 비타민 C·인·아스파라긴산도 포함되어 있다.

오래 전부터 연근생즙은 정력을 돕고, 폐병·빈혈·하혈·각혈 등에 마시면 좋다. 또한 피로를 빨리 느끼는 사람, 스태미너

부족으로 걱정하는 사람, 신경통, 류머티즘에 매우 효과적이다.
* 만드는 법과 먹는 법—재료를 깨끗이 씻어 적당히 썰어 쥬서에 넣고 짠다.

① 손으로 만들 때는 재료를 잘게 썰어 쇠절구에 넣고 짓찧은 다음, 물을 조금씩 가해 골고루 촉촉히 버무려서 삼베헝겊으로 짜서 즙을 낸다.

② 단용보다 혼용이 좋다. 혼용에는 셀러리·사과·당근 등을 배합한다.

③ 단용의 재료분량은 1회 약 500 g 정도가 좋다. 사과즙을 약간 타면 효과적이다.

④ 생즙을 아침 공복시에 한컵 정도씩 매일 마신다.

* 배합을 할 경우
1) 재료(1 회 분량)
연 근   150~200 g
당 근   100~150 g
사 과   100~150 g
레 몬   약간

[만드는 법] 재료를 깨끗이 씻어 적당히 썰어서 쥬서에 넣고 짠다. 레몬은 따로 즙을 내어 가한다.

[효능] 생즙을 내어 번갈아 마시면 좋다.

2) 재료(1 회 분량)
연 근   100~150 g
당 근   100~150 g
셀러리(잎째) 80~100 g
사 과   80~100 g

[만드는 법] 재료를 적당히 썰어 쥬서에 넣고 짜낸다.

[효능] 연근에 들어있는 아스파라긴산은 혈액 중의 피로의 소(素)로 되는 안모니아를 제거하므로 피로가 심할 때나 스태미

너가 부족할 때에 계속 마시면 좋다.
- 약효—기력을 늘리며 폐결핵의 각혈, 하혈에 효과가 있다.

17) 당근(唐根) 생즙

- 재료의 선별법—재료로는 뿌리와 잎을 사용한다. 당근은 속대가 작고 단맛이 있는 것이 좋으며 빛깔이 선명하고 육질이 깨끗한 것을 선택해야 된다. 당근은 손쉽게 구할 수 있고 야채 생즙에서는 없어서는 안될 근채이다. 당근의 성분은 껍질부분에 많이 함유되어 있으므로 껍질째 쓰는 것이 좋다.
- 효능 및 성분—당근은 붉고 노란 색소인 카로틴이 함유되어 있는데 색깔이 짙은 당근에는 6~10 mg이나 들어 있다. 카로틴은 우리 몸속에서 프로비타민 A 라고 불리기도 한다. 비타민 A 의 공급원으로 당근은 동물의 간(肝)과 맞먹을 정도이므로 간을 싫어하는 사람에게 권하면 좋다. 그밖에 비타민 $B_1 \cdot B_2 \cdot C \cdot$ 칼슘·철 등 골고루 함유되어 있는 영양가가 높은 야채이다. 당근잎에도 비타민 A·C 등이 함유되어 있어 생즙용으로 적당하다.

당근생즙은 혈을 보하고 조혈(造血)의 효과가 있다. 식욕이 좋아지고 변비나 신경쇠약에 유효하고 여자의 미용식으로도 좋다. 영양장해의 아이들이나 임신부, 스태미너가 부족한 사람에 좋은 생즙이다.

- 만드는 법과 먹는 법—당근을 깨끗이 씻어 적당히 썰어서 쥬서에 넣고 짠다. 당근에 사과를 배합하면 좋다.

① 손으로 만들 때는 강판에 갈아서 물을 조금씩 가해 골고루 촉촉하게 버무린 다음, 삼베나 가제로 짜서 즙을 낸다.

② 재료의 분량은 1 회 약 500 g 정도로 한다.

③ 단용으로 마실 때는 생강즙을 약간 떨어뜨리거나, 벌꿀을 타서 마시면 좋다.

* 배합을 할 경우

1) 재료(1 회 분량)

당 근　　　120~150 g
셀러리(잎째)　50~60 g
사 과　　　120~150 g

[만드는 법] 재료를 깨끗이 씻어 적당히 쥬서에 넣고 짠다.

[효능] 당근에는 체내에서 비타민 A 로 되는 카로틴이 많이 함유되어 있고, 셀러리에는 비타민 $B_1 \cdot B_2$가 유독히 많이 들어 있다.

2) 재료(1 회 분량)

당 근　　　120~150 g
셀러리　　　50~60 g
양배추(겉잎)　100~120 g

[만드는 법] 1)항과 같다.

[효능] 당근은 몸의 모든 면에 효과가 있고, 셀러리에는 뇌신경을 촉진시키는 활소가 들어 있으므로 피로회복이나 스태미너 증강에 매우 효과가 좋은 생즙이다.

3) 재료(1 회 분량)

당 근　　　150~200 g
양배추(겉잎)　150~200 g
사 과　　　150~200 g

[만드는 법] 손으로 만들 때에는 잘게 썰어서 쇠절구에 넣고 찧어서 물을 조금씩 가해 골고루 촉촉하게 버무려서 가제로 잘 짠다.

[효능] 양배추를 배합한 것은 위장이 약한 사람에게 좋고, 여드름·주근깨·기미에도 유효하다. 또한 정신적·육체적으로 혹

사(酷使)하는 중년남성에게 매우 알맞는 생즙이다.
 4) 재료(1회 분량)
 당 근(중)   한개
 사 과(중)   한개
 달걀노른자   한개
 벌 꿀   1 숟갈
 [만드는 법] 앞항과 만드는 법이 같다.
 [효능] 배합생즙에 체력을 보강하는데 좋은 효과가 있다.
 5) 재료(1회 분량)
 당 근(중)   한개
 사 과(중)   한개
 달걀노른자   한개
 우 유   반컵
 벌 꿀   1 숟갈
 [만드는 법] 앞항과 만드는 법이 같다.
 [효능] 발육기의 어린이나 허약체질의 사람, 임신부 등에게 알맞는 생즙이다.
 [참고사항] 당근생즙은 그냥 마셔도 좋고, 다른 야채나 과일 생즙과 혼합하여 마셔도 좋다. 매일 생즙을 한컵씩 마시면 미용효과도 볼 수 있다. 섭취량은 마시는 사람의 건강상태에 따라 다르지만 매일 0.5~3ℓ가량 섭취해도 관계없다.
 • 약효―담을 제거하고 적체(積滯)를 다스리며 기를 내리고 내장을 보한다.

18) 배추(白菜) 생즙

 • 재료의 선별법―재료로는 뿌리·줄기·잎을 사용한다. 생

즙용으로는 어느 것이나 좋지만 양배추와 마찬가지로 신선한 푸른 겉잎이 영양가가 훨씬 높다.

• 효능 및 성분―배추생즙은 정신을 맑게 하고 갈증을 덜어 준다. 대소장을 원활하게 해주므로 변비에도 효과적이다.

배추의 단백질은 절반 이상이 비단백질이나 순단백질은 그 아미노산 구성으로 보아 우량한 편에 속한다. 비타민 C가 많이 함유되어 있고 그밖에 소다·염소·유산 등이 있다.

• 만드는 법과 먹는 법―겉잎을 물에 깨끗이 씻어 적당히 썰어 쥬서에 넣고 짠다.

① 손으로 만들 때는 잘게 썰어 쇠절구에 넣고 찧어서 물을 조금씩 가해 골고루 촉촉하게 버무려서 삼베나 가제에 짜서 즙을 낸다.

② 단용보다 혼용이 좋다. 배추생즙에 당근·사과를 배합해서 마시면 좋다.

③ 단용재료분량은 1회 약 400g 정도가 좋다.

④ 단용으로 마실 때는 사과즙을 약간 타서 마시면 좋다. 아침 공복시에 한컵씩 마신다.

* 배합을 할 경우

재료(1회 분량)

배　추(겉잎)　150~200g
당　근　　　　100~150g
사　과　　　　100~150g

[만드는 법] 배추와 당근을 깨끗이 씻어 적당히 썰고, 사과는 껍질째 썰어서 쥬서에 함께 넣고 짠다. 손으로 만들 때는 배추를 따로 썰어 쇠절구에 찧고, 당근·사과는 강판에 갈아서 함께 짠다.

[효능] 여러가지 비타민·미네랄이 골고루 함유되어 있어 위장을 돕는데 매우 좋은 생즙이다. 장기간 마시면 변비에도 효과

가 있다.
  • 약효―장과 위를 통리(通利)하고 가슴이 답답함을 없애고 주갈(酒渴)을 풀어준다.

19) 순무(蔓菁)생즙

  • 재료의 선별법―재료는 뿌리·잎을 사용한다. 무우와 같이 잎은 신선한 것이 좋고 꽃이 피기 전 것을 선별한다.
  • 효능 및 성분―순무생즙은 소화를 촉진시키고 기침에 유효하다. 장기간 마시면 몸이 경쾌해지고 머리도 맑아진다.
  성분은 무우와 거의 같고, 아미라제라고 하는 소화를 돕는 효소가 함유되어 있다. 잎에는 비타민 $A·B_2$·칼슘이 있으며 잎도 함께 생즙으로 이용하면 좋다.
  • 만드는 법과 먹는 법―뿌리·잎을 물에 깨끗이 씻어 적당히 썰어 쥬서에 넣고 짜낸다.
  ① 손으로 만들 때는 뿌리는 강판에다 갈고, 잎은 잘게 썰어 쇠절구에 넣고 찧어서 물을 조금씩 가하면서 촉촉하게 버무려서 뿌리즙과 함께 삼베나 가제로 짜서 즙을 낸다.
  ② 단용의 재료분량은 1회 약 500g이 적당하다.
  ③ 단용으로 마실 때는 사과즙을 적당량 타서 아침 식전에 한컵씩 마신다.
  * 배합을 할 경우
  1) 재료(1회 분량)
  순 무(뿌리)   50~60 g
  순무잎   100~120 g
    귤(소)   한개
  사 과(소)   한개

[만드는 법] 재료를 물에 깨끗이 씻어 적당히 썰어서 쥬서에 넣고 짜낸다. 사과는 꼭지를 떼어버리고, 귤은 껍질을 반쯤 벗겨서 넣는다.

[효능] 칼슘을 필요로 하는 임산부나 치아가 약한 사람에게 좋다.

2) 재료(1회 분량)
순무잎   100~120 g
당 근(중)   한개
사 과(중)   한개

[만드는 법] 순무잎·당근·사과를 깨끗이 씻어 적당히 썰어 쥬서에 넣고 짠다.

[효능] 순무잎에는 비타민 A·C·칼슘·인이 많이 함유되어 있다.

3) 재료(1회 분량)
순무잎   100~120 g
셀러리(잎째)   50~80 g
당 근   100~120 g
 귤(소)   한개

[만드는 법] 순무잎·셀러리·당근·귤을 물에 깨끗이 씻어 적당히 썰어 쥬서에 넣고 짠다.

[효능] 셀러리에는 비타민 $B_1 \cdot B_2$ 가 많이 함유되어 있어 보건음료로서 가장 좋다. 몸이 나른하고 권태감이 있는 사람은 비타민의 부족현상이므로 이 생즙을 마시면 좋다.

[참고사항] 순무잎은 야채 중에서 칼슘의 함유량이 가장 많으며, 성장기 아이나 골질(骨質)이 연약한 사람에게 좋은 식물이다.

• 약효―오장을 이롭게 하고 기침과 소갈을 멈추게 한다.

20) 오이(胡瓜) 생즙

• 재료의 선별법―오이는 언제든지 손쉽게 구할 수 있으며 야외에서 재배한 초여름의 오이가 맛이 좋다. 생즙용은 오이의 속씨가 여물기 전의 것을 선별한다.

• 효능 및 성분―주성분은 팬토산·탄수화물·페크린 등이며, 단백질은 거의 포함되어 있지 않다. 무기질로는 칼리와 인산이 많다. 비타민 A·C가 소량이며 미네랄·나트륨·규소·인 등도 함유되어 있다.

• 만드는 법과 먹는 법―꼭지를 잘라버리고 물에 깨끗이 씻어 적당히 썰어 쥬서에 넣고 짠다.

① 손으로 만들 때는 잘게 썰어 쇠절구에 넣고 찧어서 강판에 갈거나 삼베헝겊으로 짠다.

② 단용도 좋고 혼용도 좋다.

③ 단용 재료분량은 1회 약 400g이 적당하다.

④ 생즙을 아침공복시 한컵씩 매일 마신다. 비위가 거슬리는 사람은 사과즙이나 감귤즙을 잘 배합해서 마시면 좋다.

＊ 배합을 할 경우

1) 재료(1회 분량)

오 이   150～200 g
당 근   100～150 g
사 과(껍질째)   100～150 g

[만드는 법] 재료를 깨끗이 씻어 적당히 썰어 쥬서에 넣고 짜낸다.

[효능] 배합 생즙은 신진대사를 원활하게 하여 피로를 막아 준다.

2) 재료(1회 분량)

오　이　　　　100～150 g
당　근　　　　100～120 g
사　과(껍질째)　100～120 g
오렌지　　　　50～80 g

[만드는 법] 오렌지는 쥬서에 짜내도 좋으나 손으로 짓찧어 짜서 오이생즙과 혼합하는 것이 좋다.

[효능] 여성 미용, 보건생즙으로 효과적이다.

3) 재료(1회 분량)

오　이　　　　150～200 g
셀러리(잎째)　50～80 g
사　과　　　　50～80 g
　귤　　　　　50～80 g

[만드는 법] 손으로 만들 때는 오이와 사과는 강판에 갈고, 셀러리는 썰어 쇠절구에 넣고 짓찧어 혼합하여 삼베헝겊으로 짠다.

[효능] 오이에는 이뇨작용이 있으므로 부종이나 요량(尿量)이 적은 사람에게 좋은 생즙이다.

[참고사항] 오이생즙은 소변의 배출을 촉진시키는 최량의 천연이뇨제이다. 이 생즙은 유황과 규소의 함유량이 많기 때문에 당근・시금치・레티스의 혼합생즙과 함께 마시면 모발의 성장을 돕는다.

• 약효—혈액을 맑게 하고 갈증을 풀어주며, 땀띠・화상・탕상 등에 바르면 좋다.

21) 아욱(葵菜) 생즙

• 재료의 선별법—재료는 뿌리・줄기・잎을 사용한다. 채취

하여 오래된 것은 좋지 않고, 신선한 것을 선별한다. 아욱에는 특이한 방향(芳香)이 있어 생즙용으로 적당하며 여름철에 마시기가 좋다.

• 효능 및 성분 — 야채 중에서 영양가가 높은 시금치보다 단백질·지방·칼슘이 2배 가량이나 더 많다. 또 비타민이 골고루 함유되어 있어 여름철의 아욱은 훌륭한 알칼리성 식품이다.

아욱생즙은 신경통에 좋고, 위장을 보호하고 이뇨작용이 있다. 또한 임질에 유효하며 종기가 자주 생기는데 마시면 예방이 된다.

• 만드는 법과 먹는 법 — 아욱은 물에 깨끗이 씻지 않으면 점액(粘液) 같은 것이 빠지지 않으므로 씻는데 신경을 써야 한다. 재료를 적당히 썰어 쥬서에 넣고 짠다.

① 손으로 만들 때는 잘게 썰어 쇠절구에 넣고 찧어서 물을 소량 가해 골고루 버무려서 가제로 짜서 즙을 낸다.

② 아욱은 혼용이 좋다. 당근·양배추·사과 등과 잘 배합한다.

③ 단용재료분량은 1회에 약 500g 정도를 요한다.

④ 단용생즙을 마실 때는 사과즙을 소량 타서 아침 공복시에 한컵씩 마신다.

＊배합을 할 경우
재료(1회 분량)

아 욱	120~150g
당 근	120~150g
사 과	150~200g

[만드는 법] 아욱·당근을 적당히 썰고, 사과는 껍질째 썰어서 쥬서에 넣고 짠다. 손으로 만들 때는 아욱은 썰어 찧어서 내고 당근·사과는 강판에 갈아서 함께 짜서 즙을 낸다.

[효능] 아욱생즙은 피로회복에 좋고, 원기를 돕는다. 또한 장

기간 마시면 몸이 가뿐하고 대소변이 잘 통한다.
- 약효―기(氣)를 늘리고 맥을 고르게 하며 수종을 내린다.

22) 미나리(芹菜) 생즙

- 재료의 선별법―재료는 뿌리·잎·줄기를 사용한다. 미나리를 선별할 때는 봄·가을 것이 질이 좋고, 줄기가 억센 것은 부적당하다. 미나리는 뿌리부분에도 유효성분이 많이 함유되어 있으므로 깨끗이 씻어 함께 사용하면 좋다.
- 효능 및 성분―생즙은 고혈압 환자에게 적당하고 해열·일사병(日射病) 등에도 유효하다. 땀띠가 심할 때 미나리생즙을 바르면 좋다.

성분은 비타민 A·C·인·칼슘·칼륨 등이 함유되어 있다.
- 만드는 법과 먹는 법―뿌리는 잘라버리고 물로 여러번 깨끗이 씻어 쥬서에 넣고 짠다.

① 손으로 만들 때는 잘게 썰어 쇠절구에 넣고 짓찧어내고 물을 소량 가해 촉촉하게 버무려서 삼베로 짜서 즙을 낸다.
② 단용보다 혼용이 좋다.
③ 단용 재료분량은 1회 약 500g 정도를 요한다.
④ 생즙을 아침 공복시 한컵씩 마신다. 미나리는 특유의 향이 있으므로 비위가 거슬린 사람은 다른 야채와 혼합하여 마시면 좋다.

∗ 배합을 할 경우
1) 재료(1회 분량)

미나리(통째)　　100~120g
셀러리(잎째)　　 60~80g
당　근　　　　　100~120g

사　과(껍질째)　100~120 g

[만드는 법] 미나리는 뿌리만 떼어버리고 셀러리와 함께 깨끗이 씻어 적당히 잘라 쥬서로 짜낸다. 사과·당근도 적당히 잘라서 배합한다.

손으로 만들 때는 미나리·셀러리·당근을 잘게 썰어 쇠절구에 넣고 짓찧어 물을 소량 가해 골고루 버무리고, 삼베나 가제로 짜서 즙을 낸다. 사과는 따로 썰어 쇠절구에 짓찧어 가제로 짜서 즙을 내어 혼합한다.

[효능] 생즙은 건강증진에 좋고, 피로회복에 효과적이다. 또 치아가 약한 사람이나 치조농루(齒槽膿漏)의 사람에게도 매우 좋다.

2) 재료(1 회 분량)

　　미나리(통째)　　100~120 g
　　당　근　　　　　100~150 g
　　양배추(겉잎)　　 80~90 g
　　사　과(껍질째)　120~150 g

[만드는 법] 미나리는 뿌리만 떼어버리고 양배추와 함께 물에 깨끗이 씻어 적당히 잘라 쥬서에 넣어 짠다. 사과는 껍질째 사용하고 당근과 함께 적당히 썰어 쥬서에 넣어 짠다.

[효능] 생즙은 비타민 A·C·칼슘·인 등이 함유된 미나리에 양배추를 배합한 것으로 위나 장의 정화에 효과적이다.

3) 재료(1 회 분량)

　　미나리(통째)　　100~120 g
　　당　근　　　　　120~150 g
　　시금치(통째)　　 70~80 g
　　사　과(껍질째)　120~150 g

[만드는 법] 1), 2)항의 요령과 같다.

[효능] 생즙은 위장을 튼튼하게 하고, 빈혈·냉증에 좋으며

거친 피부에 매우 효과적이다.
* 약효—류머티즘, 보경계(補經系) 등 여러 증상에 효과적이다.

23) 근대(䓯蓬)생즙

* 재료의 선별법—재료는 잎을 사용한다. 근대에는 적경종(赤莖種)과 백경종(白莖種) 두 종류가 있는데 생즙용으로는 어느 것이나 관계없다. 생즙용은 그날 채취한 것을 사용하고 잎과 줄기가 신선한 것을 선별한다.
* 효능 및 성분—생즙은 위장을 보하고 이질에 마시면 효과가 있다. 또한 열독(熱毒)을 푸는 효과도 있다.

성분은 비타민과 무기질을 많이 함유하고 있다. 단백질 함유량은 비교적 적은 편이나, 그 구성 아미노산은 로이신·페니알라닌·리신 등 필수 아미노산이 많아 그 질이 우수하다. 당분은 대부분이 포도당이다.

* 만드는 법과 먹는 법—재료를 물에 깨끗이 씻어 적당히 썰어서 쥬서에 넣고 짠다.

① 손으로 만들 때는 잘게 썰어 쇠절구에 넣고 찧은 다음 물을 소량 가해 촉촉히 버무려서 삼베헝겊으로 짜서 즙을 낸다.

② 단용보다 혼용이 좋다. 당근·오이·사과·순무잎 등을 잘 배합한다.

③ 단용 재료분량은 1회 약 400 g 정도, 혼용 재료분량은 200 g 이내로 배합한다.

④ 생즙을 아침 공복시 한컵씩 마신다. 단용생즙은 사과즙을 절반 혼합해서 마시면 좋다.

* 약효—열을 풀고 이질의 열독을 푸는데 마시면 효과적이다.

24) 상치(萵苣) 생즙

• 재료의 선별법─재료로는 뿌리·줄기·잎을 사용한다. 상치와 레티스는 같은 종류이지만 모양이 조금 다르다. 성분도 비슷하고 생즙용으로도 함께 취급한다. 상치는 자와(紫萵)와 백와(白萵)로 구별한다. 레티스에는 결구(結球)가 된 것과 안된 것이 있는데, 결구 안된 것이 비타민류가 많이 함유되어 있어 생즙용으로 좋다. 상치는 붉은 종을 고르고, 레티스는 짙은 푸른색으로 선별한다.

• 효능 및 성분─상치생즙은 뇌나 신경에 활력을 주어 홍분을 가라앉히고, 불면증이나 정신적으로 피로한 사람에게 효과가 있다. 또한 장기간 마시면 피를 맑게하고, 빈혈·냉증·거치른 피부를 예방해 주는 효과도 있다.

상치와 레티스는 비타민 $A·B_1·B_2·C$ 등이 함유되어 있고, 그밖에 마그네슘·인·철·칼슘 등의 미네랄도 풍부하다.

• 만드는 법과 먹는 법─레티스의 성분은 짙은 푸른색 겉잎에 많이 함유되어 있으므로, 겉잎을 사용하는 것이 좋다.

상치나 레티스를 물에 깨끗이 씻어 적당히 손으로 뜯어서 쥬서에 넣고 짜낸다.

① 손으로 만들 때는 잘게 뜯어 쇠절구에 넣고 찧어낸 다음, 물을 소량씩 가하면서 골고루 버무려서 가제에 짜서 즙을 낸다.

② 단용재료분량은 1회 약 500g 정도 요한다. 상치는 단용보다는 당근·사과를 배합하여 마시면 보다 효과적이다.

③ 생즙을 아침 공복시 한컵씩 마신다. 단용으르 마실 경우에는 사과즙을 약간 타서 마시면 좋다.

＊ 배합을 할 경우
1) 재료(1회 분량)

상　치(또는 레티스)　　　150~200 g
당　근　　　　　　　　　120~150 g
사　과　　　　　　　　　150~200 g

[만드는 법] 재료를 깨끗이 씻어 적당히 썰어 쥬서에 넣고 짠다.

[효능] 상치에는 동・마그네슘이 들어 있는데, 동은 철과 함께 조혈(造血)에 없어서는 안된다. 마그네슘은 신경이나 근육작용을 왕성하게 하며, 신경의 흥분을 진정시키므로 뇌를 많이 쓴 수험생이나 심신의 피로를 느끼는 갱년기 사람에게는 가장 좋은 생즙이다.

2) 재료(1 회 분량)
상　치(또는 레티스)　　　150~200 g
셀러리(잎째)　　　　　　 50~100 g
사　과　　　　　　　　　150~200 g

[만드는 법] 1)항과 같다.

[효능] 여성에게 많은 빈혈이나 냉증, 거치른 피부 예방에 좋으므로 계속 마시도록 한다.

3) 재료(1 회 분량)
상　치(또는 레티스)　　　150~200 g
양배추(겉잎)　　　　　　100~150 g
당　근　　　　　　　　　100~150 g

[만드는 법] 1), 2)항과 같다. 생즙을 번갈아 마셔도 좋고, 구미에 맞는 것을 택하여 계속 마신다.

[효능] 레티스에는 혈액을 정화하는 작용이 있으므로 육식을 편식하는 사람에게 야채 대용물로 좋다.

[참고사항] 레티스에 함유되어 있는 마그네슘은 근육조직・머리 및 신경에 훌륭한 활력을 주는 힘과 작용을 지니고 있다. 마그네슘의 유기염(有機鹽)은 신경계통과 폐의 조직세포를 만

들며 혈액의 농도(濃度)나 그밖의 기능을 정상으로 유지하는데, 이것이 없으면 정상적인 대사가 불가능하게 된다.

• 약효―불면증・신경과민・빈혈증 등에 생즙을 먹으면 효과가 있고, 또 일반적으로 정혈제(淨血劑)로서 특효가 있다.

25) 차조기(紫蘇) 생즙

• 재료의 선별법―재료는 잎을 사용한다. 차조기에는 푸른종과 붉은종이 있는데, 식용으로는 둘다 좋지만, 생즙용으로 푸른종이 좋다. 차조기에는 특유한 향이 있어 입맛을 돋구지만, 생즙용으로 향이 너무 강하여 한번에 너무 많은 양을 마시기에는 어렵다. 성분을 중화하기 위해서는 다른 재료를 감미해서 마시면 좋다.

• 효능 및 성분―생즙을 감기에 걸렸을 때 마시면 매우 효과적이다. 또한 빈혈증에 유효하고, 주근깨・기미・거친피부에 좋은 미용・보건생즙이라고도 할 수 있다.

차조기생즙의 성분은 푸른종에 비타민 A가 많이 함유되어 있는데 그중 비타민 A가 100 g 중에 6,600 mg, 철분의 10.1 mg, 칼슘 197 mg, 비타민 C 85 mg으로 모든 야채 중에서 가장 뛰어나다. 차조기잎에는 비타민・칼슘・철・인 등이 많이 들어 있다.

• 만드는 법과 먹는 법―차조기잎을 물에 깨끗이 씻어 쥬서에 넣고 짜낸다.

① 손으로 만들 때는 잘게 썰어 쇠절구에 넣어 찧어낸 다음, 물을 소량 가해서 촉촉하게 버무린 것을 가제에 짜서 즙을 낸다.

② 단용보다 혼용이 좋다. 양배추・셀러리・사과・당근 등과 잘 배합한다.

③ 단용재료분량은 1회 약 200g, 혼용분량은 약 100g을 배합한다.

④ 생즙을 아침 공복시에 한컵씩 마신다. 단용생즙일 경우에는 맛이 강하므로 물을 적당히 타든가 사과즙을 절반 혼합하여 마시면 좋다.

＊ 배합을 할 경우

1) 재료(1회 분량)

차조기잎	50～100g
양배추(겉잎)	80～100g
당 근	120～150g
사 과	120～150g

[만드는 법] 재료를 물에 깨끗이 씻어 적당히 썰어 쥬서에 넣고 짜낸다. 손으로 만들 때는 잘게 썰어 쇠절구에 넣고 짓찧어낸 다음 물을 소량 가해서 골고루 버무린 후 가제로 짜낸다. 사과는 강판에 갈아서 짜서 즙을 낸다.

[효능] 칼슘・철분・비타민 A가 많이 함유되어 있으므로, 빈혈증에 좋고, 거치른 피부를 매끄럽게 해준다.

2) 재료(1회 분량)

차조기잎	50～100g
당 근	100～150g
셀러리(잎째)	80～100g
사 과(껍질째)	100～150g

[만드는 법] 1)항과 같다.

[효능] 1), 2)를 번갈아 가면서 마시면 좋다.

• 약효―한열을 없애고 냉기를 다스리며 폐를 이롭게 한다.

26) 우엉생즙

• 재료의 선별법—재료는 뿌리를 사용한다. 우엉품종은 장근종(長根種)과 단근종(短根種)으로 구별한다. 생즙용은 어느 것이나 좋지만, 채근하여 오래된 것은 선별하지 않아야 한다.

• 효능 및 성분—생즙은 몸을 보하는데 좋은 효과가 있다. 장기간 마시면 하체가 튼튼해지고 위장도 좋아진다.

성분은 탄수화물이 주가 되는 이눌린이 절반을 차지하고, 그 밖에 당분과 무기질인 칼리·고토·석회·비타민 A·B·C가 함유되어 있다.

우엉의 색깔이 거무스름하게 변하는 원인은 우엉 속의 탄닌이 산화효소에 의해 공기 중의 산소로 산화되기 때문이다. 이것을 방지하는 방법은 물이나 쌀뜨물에 오래 담가두면 된다.

• 만드는 법과 먹는 법—뿌리껍질을 깨끗이 씻어 적당히 썰어 쥬서에 넣고 짜낸다.

① 손으로 만들 때는 잘게 썰어 쇠절구에 넣고 짓찧은 다음, 물을 조금씩 가해 전체를 촉촉하게 버무린 후 삼베헝겊으로 짜서 즙을 낸다.

② 단용보다 혼용이 좋다. 당근·사과 등과 배합하는 것이 좋다.

③ 단용재료분량은 1회 약 500g 정도 요한다.

④ 생즙을 식전에 한컵씩 마신다. 단용생즙을 마실 때는 사과즙을 3분의 1가량 타서 마시면 좋다.

* 배합을 할 경우
재료(1회 분량)
우 엉   120~150 g
당 근   150~200 g

사　과(껍질째)　150~200 g

[만드는 법] 재료를 깨끗이 씻어 썰어서 쥬서에 넣고 짜낸다. 손으로 만들 때는 강판에 갈아서 삼베헝겊이나 가제로 짜낸다. 마시기 곤란하면 사과의 양을 늘려준다.

[효능] 위장이 약하고 원기없는 사람의 체질개선에 좋으며, 위통(胃痛)이나 하체(下體) 신경통에 효과가 있다.

• 약효 — 몸을 보하는 효과가 있고 장기간 마시면 위장이 튼튼해진다.

27) 파슬리생즙

• 재료의 선별법 — 재료는 뿌리·줄기·잎을 사용한다. 파슬리는 푸른빛이 짙고 선명하며, 잎이 한군데로 뭉쳐있는 것을 선별한다. 파슬리는 향(香)과 신선함이 생명이다.

• 효능 및 성분 — 파슬리생즙은 빈혈인 사람에게 유효하다. 또한 장기간 복용하면 비타민 A·C의 작용으로 주근깨·기미 등을 없애고 거치른 피부에 효과적이다.

성분은 비타민 A·B_1·B_2·C·인·칼슘·철 등이 많이 함유되어 있어 영양가 높은 야채이다. 특히 비타민 A와 칼슘이 풍부하고 차조기 다음으로 철분이 많다.

• 만드는 법과 먹는 법 — 재료를 물에 깨끗이 씻어 적당히 썰어 쥬서에 넣고 짜낸다.

① 특히 주의할 점은 단용생즙은 좋지 않고 다량으로 마시면 안된다.

② 당근·셀러리·양배추·사과 등을 혼합한다.

③ 단용재료분량은 1회 약 200 g 정도 요한다.

④ 생즙을 마실 때 사과즙을 약간 타서 아침 공복시에 한컵씩

마신다.
　＊ 배합을 할 경우
　1) 재료(1회 분량)

　파슬리　　　　　　30～40 g
　셀러리(잎째)　　　50～60 g
　시금치　　　　　　50～60 g
　당　근　　　　　　120～150 g
　사　과　　　　　　100～120 g
　감귤류(귤·레몬)　　50 g

　[만드는 법] 재료를 물로 깨끗이 씻어 적당히 썰어 쥬서에 넣고 짜낸 후, 당근·사과는 껍질째 쥬서에 넣고 혼합해서 짜낸다.

　[효능] 생즙은 몸의 건강유지에 필요한 영양소인 미네랄·비타민이 많이 함유되어 있다.

　2) 재료(1회 분량)

　파슬리　　　　　　30～40 g
　양배추　　　　　　100～120 g
　셀러리　　　　　　50～60 g
　당　근　　　　　　120～150 g
　사　과　　　　　　100～120 g

　[만드는 법] 1)항과 같다. 재료를 함께 쥬서에 넣고 짜는 것보다 따로 만들어 혼합하는 것이 좋다.

　[효능] 육식을 많이 섭취하여 혈액이 산성으로 되기 쉬운 사람, 야채를 즐기지 않는 사람, 치아가 약해서 생야채를 먹지 못하는 사람은 계속 마시면 좋다.

　[참고사항] 파슬리의 성분은 혈관, 특히 모세관이나 동맥의 건강을 유지하는 효과가 있다. 이와같은 성분은 갑상선이나 부신(副腎)의 기능을 정상화하는 산소대사(酸素代謝)에 없어서는

안될 물질이다. 또한 비뇨기계통에 가장 우수한 식품이므로, 신장·방광결석·단백뇨·신장염에 매우 좋은 효과가 있다.

28) 쑥(艾葉) 생즙

• 재료의 선별법—재료는 잎을 사용한다. 쑥에는 종류가 여러가지 있으나 바닷가, 섬, 육지에서 나는 쑥으로 구별한다. 약용이나 생즙용으로 쓸 경우에는 바닷가쑥이 향기가 좋다. 옛날부터 쑥은 오월단오(五月端午) 전후 5일 이내의 쑥이 약용이라 하는 것은, 이 시기가 지나면 약효가 떨어지기 때문이다. 생즙용은 짧은 시기의 것만 채취할 수 없으므로 4월 하순~5월 하순 사이의 것을 선별한다.

• 효능 및 성분—생즙은 위장병에 좋은 효과를 볼 수 있으므로 매일 마시면 좋다. 특히 부인병·소화불량·신경통 등에 좋은 효과를 본다.

• 만드는 법과 먹는 법—재료를 물에 깨끗이 씻어 쥬서에 넣고 짜낸다.

① 손으로 만들 때는 쇠절구에 넣고 짓찧은 후, 물을 소량씩 가해 전체적으로 버무려서 삼베헝겊이나 가제로 짜서 즙을 낸다.
② 단용보다 혼용이 좋다. 사과·당근·양배추 등을 혼합한다.
③ 단용 재료분량은 1회 약 400 g 정도 요한다.
④ 생즙을 아침 공복시에 한컵씩 마신다. 마시기 곤란하면 사과즙 절반을 혼합하여 마시는 것이 좋다.

* 배합을 할 경우
재료(1회 분량)

  쑥   50~60 g
  양배추(겉껍질)   100~120 g
  당 근   120~150 g

사　과　　　100～120 g

[만드는 법] 재료를 적당히 썰어 쥬서에 넣고 짜낸다. 손으로 만들 경우 잘게 썰어 쇠절구에 넣고 짓찧은 다음, 삼베헝겊이나 가제로 짜서 즙을 낸다.

[효능] 쑥생즙은 위장쇠약·고혈압 등 만성 병증에 좋다.

• 약효—심복의 냉기를 다스리고, 습(濕)을 덜어 준다.

29) 생강(生薑) 생즙

• 재료의 선별법—재료는 뿌리를 사용한다. 생강은 되도록 단단하고 신선한 것을 선별한다.

• 효능 및 성분—생즙은 감기·기침·천식·현기증·두통 등에 마시면 좋다. 또 생즙을 물에 적당히 타서 매일 한컵씩 마시면 폐와 위를 보한다.

• 만드는 법과 먹는 법—뿌리 겉껍질을 긁어버리고 쥬서에 넣고 짜낸다.

① 손으로 만들 때는 잘게 썰어 쇠절구에 넣고 짓찧어낸 후, 물을 소량 가해 전체적으로 버무린 후 가제로 짜서 즙을 낸다.

② 단용보다 혼용이 좋다. 당근·사과·양배추 등을 혼합한다.

③ 단용 재료 분량은 1회 약 100～150 g, 혼용은 약 100 g 정도 요한다.

④ 생즙을 아침 공복시에 한컵씩 마신다. 마시기 곤란할 경우에는 물을 타서 마시든가, 사과즙을 절반 섞어서 마시면 좋다.

• 약효—생강즙에 꿀을 타서 마시면 내열(內熱)과 구역(嘔逆)으로 음식을 섭취하지 못하는 것을 다스린다.

30) 셀러리생즙

• 재료의 선별법―재료는 잎과 줄기를 사용한다. 셀러리는 특유한 향기가 있어 요리에는 꼭 필요한 채소이다. 샐러드에 쓸 때는 줄기만 사용하지만 생즙용으로는 잎을 반드시 함께 써야 한다. 셀러리를 선별할 때는 잎이 싱싱하고 신선한 것으로 줄기 부분에 이상이 없는 것을 골라야 한다.

• 효능 및 성분―생즙에 비타민 $B_1 \cdot B_2$가 많이 함유된 셀러리는 강정강장의 효과가 있어, 스태미너가 부족한 사람에게 알맞는 생즙이다. 그밖의 피로회복에도 좋다.

셀러리의 성분으로 특기할 만한 것은 비타민 $B_1 \cdot B_2$로서 야채 중에서 유독히 많이 들어있다. 그밖에 비타민 $A \cdot C \cdot$ 나트륨·칼슘 등도 함유되어 있다.

• 만드는 법과 먹는 법―재료를 물에 깨끗이 씻어 적당히 썰어 쥬서에 넣고 짜낸다.

① 손으로 만들 때는 잘게 썰어 쇠절구에 넣고 짓찧어낸 후, 물을 소량씩 가하면서 전체적으로 버무린 후, 가제로 짜서 즙을 낸다.

② 재료분량은 1회 약 300 g 정도 요한다.

③ 생즙을 매일 아침 공복시 한컵씩 마신다. 단용일 경우에는 사과즙을 약간 타서 마신다.

* 배합을 할 경우
1) 재료(1회 분량)

셀러리(잎째)	100~120 g
사 과(소)	한개
당 근	100~120 g
레몬즙	약간

[만드는 법] 재료를 물에 깨끗이 씻어 적당한 크기로 썰어 쥬서에 넣고 짜낸다.

[효능] 셀러리는 비타민이 많아, 신경피로에 효과가 있다. 혈관의 기능을 원활하게 해주므로 동맥경화나 고혈압에 유효하다.

2) 재료(1 회 분량)

셀러리	100~120 g
양배추	100~120 g
사 과(소)	한개
소 금	약간

[만드는 법] 1)항과 같다. 셀러리를 생즙으로 할 경우에는 잎이 중요하므로 신선한 것을 골라서 쓴다. 다른 생즙보다 상쾌한 맛이 난다.

[효능] 양배추를 가한 생즙은, 양배추에 들어있는 디아스타제 등의 효소 때문에 위장이 약한 사람에게 좋다.

[참고사항] 셀러리·토마토·아욱의 배합생즙은 천연 방부제(防腐劑)이다. 병에 대한 저항력을 강화하고, 염증·변비·비만증·신경소모 등에 효과가 있다. 또한 이뇨제로서의 작용이 있다.

31) 수박(西瓜) 생즙

• 재료의 선별법—재료는 수박인데, 여러가지 품종이 있다. 생즙용은 어느 품종이나 좋고 잘 익고 속살이 꽉 찬 신선한 것을 선별해야 한다. 주의할 점은 수박꼭지가 마른 것은 되도록 피한다.

• 효능 및 성분—생즙은 신장병에 효과가 있고, 또한 각기·부종(浮腫) 등에도 좋다. 그러나 생즙을 너무 많이 마시면 좋지

않다.

　수박의 붉은빛의 색소는 리코펜과 카로틴의 혼합물이며, 비타민 A·B가 다량 함유되어 있다.
　• 만드는 법과 먹는 법—속살을 긁어내어 삼베헝겊이나 가제로 짜서 즙을 낸다.
　① 단미(單味)보다 양딸기나 사과생즙을 3분의 1가량 타서 마시는 것이 효과적이다.
　② 생즙을 아침 공복시에 한컵씩 마신다.
　• 약효—생즙을 입에 물고 있으면 구창(口瘡)을 다스리고, 이뇨제에 효과가 있다.

32) 비트생즙

　• 재료의 선별법—재료는 잎과 뿌리를 사용한다. 생즙용은 짙은 흑색으로 육질(肉質)이 좋은 것을 선별한다.
　• 효능 및 성분—생즙은 혈액정화의 효과가 있다. 성분은 비타민 B_1·B_2·C 이외에 칼륨·나트륨·칼슘 등이 함유되어 있다. 잎에도 미네랄 등의 성분이 들어 있다.
　• 만드는 법과 먹는 법—뿌리와 잎을 함께 물에 깨끗이 씻어 적당히 썰어 쥬서에 넣고 짜낸다.
　① 단용보다 혼용이 좋다. 단용으로 80cc 이상 마시면 정신이 몽롱해진다. 당근·사과를 혼용해서 마시면 좋다.
　② 단용재료분량은 1회 약 200g 정도 요한다.
　③ 생즙을 아침 공복시 한컵씩 마신다.
　✻ 배합을 할 경우
　1) 재료(1회 분량)
　비　트(뿌리)　　　50g

비 트(잎)   50 g
당 근   100~150 g
사 과   100~150 g

[만드는 법] 재료를 물에 깨끗이 씻어 적당히 썰어 쥬서에 넣고 짜낸다.

[효능] 간장을 돕는 효과가 있다. 담석(膽石)·신결석(腎結石)을 녹이는 작용이 있어, 외과수술할 정도의 결석에도 효과가 있다. 생즙에 벌꿀을 조금 타서 마시면 좋다.

2) 재료(1 회 분량)
비 트(뿌리)   50 g
비 트(잎)   50 g
당 근   100~120 g
셀러리   100~120 g
사 과   100~150 g

[만드는 법] 1)항과 같은 요령이다.

[효능] 변비·발진(發疹)·빈혈 등에 우수한 혈액정화작용이 있다. 특히 변비가 심한 사람은 아침저녁으로 2 회 1~2 주 계속 마시면 좋다. 생즙에 감귤류즙을 조금씩 타서 마시면 좋다.

[참고사항] 비트의 양은 처음에는 적게 쓰고, 차츰 늘려가는 것이 좋다.

33) 민들레(蒲公英) 생즙

• 재료의 선별법—재료는 잎을 사용한다. 민들레잎은 씀바귀 잎과 비슷하다. 잎을 자르면 흰즙이 나온다. 생즙용은 4~5 월의 것이 좋고, 꽃봉오리가 생기기 전에 채취한 것을 선별한다.

• 효능 및 성분—생즙은 위암치료에 많이 사용해 왔다. 그밖

에 건위・이뇨・하열・최유(催乳)・변비・간장병 등 사용범위가 매우 많다.

성분은 마그네슘・칼륨・칼슘・나트륨이 많이 함유되어 있다.

• 만드는 법과 먹는 법―신선한 것을 채취하여 물에 깨끗이 씻어 쥬서에 넣고 짜낸다.

① 손으로 만들 때는 잎을 잘게 썰어 쇠절구에 넣고 짓찧어낸 후, 물을 소량 가해 전체적으로 촉촉하게 버무린 다음, 삼베헝겊이나 가제로 짜서 즙을 낸다.

② 생즙은 쓴맛이 강하므로 단용보다 당근・사과 등과 혼용해서 마시면 좋다.

③ 단용재료분량은 1회 약 400g, 혼용분량은 약 100~150g 정도가 적당하다.

④ 생즙을 아침 식전에 한컵씩 마신다. 위궤양 치료의 목적으로 마실 때는 감자생즙을 3분의 1쯤 혼합하여 마셔도 좋다.

＊ 배합을 할 경우

재료(1회 분량)

민들레(잎)   100~120 g
당　근   150~200 g
사　과   150~200 g

[만드는 법] 재료를 깨끗이 씻어 적당히 썰어서 쥬서에 넣고 짜낸다.

[효능] 민들레잎으로 만든 생즙에 당근과 순무잎의 혼합즙을 첨가하여 마시면, 척추나 기타 골절(骨節) 질환의 치료에 도움이 되고 치아를 튼튼히 해주며 치조농루(齒槽膿漏)나 충치를 예방한다.

• 약효―수종(水腫)을 다스리고 식독을 풀고 체기(滯氣)를 흩어버린다.

34) 사과(沙果) 생즙

• 재료의 선별법—재료는 사과를 사용한다. 생즙용은 어느 품종이나 다 좋다. 사과는 12월경의 것이 최고로 맛이 있고, 크기는 중간치가 좋으며 되도록 신선하며 단맛이 많은 것을 선별한다.

• 효능 및 성분—사과즙은 소화를 촉진시키는 효과가 있다. 급성장염(腸炎)이나 고혈압, 병후회복기의 환자에게 매우 좋다. 또한 변비·두통 등에 마시면 효과적이다. 취침 전에 사과즙 한 컵씩을 마시고 자면 아침에 기분이 상쾌하다.

성분은 포도당·과당·자당·펜트텐산·펙틴·사과산·구연산 등이 함유되어 있다. 회분으로는 칼리성분이 끊으며 인산·비타민 $A·B_1·B_2·C$ 도 약간 함유되어 있다.

• 만드는 법과 먹는 법—사과의 꼭지를 떼어버리고 껍질째 적당한 크기로 썰어 쥬서에 넣고 짜낸다.

① 손으로 만들 때는 강판에 곱게 갈아서 가저로 짜서 즙을 낸다.

② 재료분량은 1회 약 400g 정도 요한다.

③ 생즙을 아침 공복시 한컵씩 마신다. 당근생즙을 조금 가해서 마시면 더욱 좋다.

[참고사항] 환자에게는 물론 건강한 사람도 생즙 중에서 가장 중요하고 맛있는 것이 사과즙이다. 생즙에는 비타긴과 미네랄·펜트텐산·비오틴 등 많은 양이 함유되어 있다.

신선한 사과즙은 장의 기능을 원활하게 해주고 자연스럽고 정상적으로 발휘하게 할 뿐만 아니라 몸 전체의 기능을 조정하고 식욕을 왕성하게 해준다.

• 약효—심기(心氣)를 편안하게 해준다.

35) 귤(橘) 생즙

• 재료의 선별법—재료는 과육을 사용한다. 생즙용은 잘 익고 굵은 귤이 좋고, 채취하여 시일이 오래된 껍질은 탄력이 없으므로 신선한 것을 선별한다. 생즙용은 감자(柑子)나, 유자(柚子)도 좋다.

• 효능 및 성분—생즙은 고혈압・동맥경화 예방에 좋고, 각기병・기침・피로회복에 좋은 것은 구연산이 함유되어 있기 때문이다. 여름에 귤 2개분의 생즙을 마시면 구연산 약 5g을 섭취한 것과 마찬가지다.

귤의 성분은 질이 좋은 구연산(1~3%)이 대부분이고, 다량의 비타민 C와 소량의 비타민 A가 함유되어 있다.

• 만드는 법과 먹는 법—귤껍질을 3분의 1쯤 남기고 적당히 쪼개어 쥬서에 넣고 짜낸다.

① 손으로 만들 때는 껍질을 벗기고 과육만을 따로 짓이긴 후, 껍질을 3분의 1가량 잘게 썰어 쇠절구에 넣고 찧은 다음 혼합하여 삼베나 가제에 짜서 즙을 낸다.

② 단용도 좋고 혼용도 좋다. 혼용일 경우 당근・사과를 같은 양으로 혼합한다.

③ 단용재료분량은 1회 약 300~400g, 혼용에는 100~150g 정도 요한다.

④ 생즙을 아침 공복시 한컵씩 마신다. 사과즙을 절반 가량 섞어 마시면 더욱 좋다.

• 약효—소갈을 그치게 하고 위를 편안하게 해준다.

36) 포도(葡萄) 생즙

• 재료의 선별법—재료는 열매를 사용한다. 생즙용은 어떤

품종이나 다 좋고 굵고 작은 알이 있는가 하면 색깔도 다양하다. 잘 익은 것을 선별하여 쓴다.

• 효능 및 성분—생즙을 장기간 복용하면 몸이 건강해진다. 몸이 허약한 사람은 장기간 마시고, 소화를 돕는 효과도 있으므로 소화불량, 갈증, 피로할 때 마시면 좋다.

포도성분에는 전화당(轉化糖)·주석산(酒石酸)·사과산·구연산·포도산 등이 있고, 무기성분으로는 초석(硝石)·유산(硫酸)·칼슘·인산칼리 등이 함유되어 있다. 과피(果皮) 중의 색소는 안토시안의 일종인 에닌이다.

• 만드는 법과 먹는 법—껍질과 씨를 빼고 쥬서에 넣고 짠다.
① 손으로 만들 때는 짓찧어 삼베나 가제로 짜서 즙을 낸다.
② 단용도 좋고 혼용도 좋다. 사과·당근 등을 혼합한다.
③ 단용재료분량은 1회 약 400g, 혼용분량은 250g이 적당하다.
④ 생즙을 아침 공복시 한컵씩 마신다. 벌꿀을 생즙의 5분의 1가량 타서 마시면 좋다.

• 약효—장기간 마시면 몸이 쾌하고 불로장생하며 소변을 이롭게 한다.

37) 복숭아(桃實) 생즙

• 재료의 선별법—재료는 과육을 사용한다. 생즙용은 수분이 많은 수밀도(水蜜桃) 같은 것이 좋다. 복숭아는 까서 오래되지 않은 것으로 선별한다.

• 효능 및 성분—생즙을 장기간 마시면 안색이 좋아지고 미용차로서 가장 적합하다. 또한 기침에 유효하고 속에 어혈(瘀血)이 있는데 마시면 좋다.

• 만드는 법과 먹는 법―싱싱한 복숭아를 골라서 물에 깨끗이 씻어 껍질을 벗기고 씨를 빼낸 후, 쥬서에 넣고 짜낸다.

① 손으로 만들 때는 껍질과 씨를 버리고 짓이겨 가제로 짜서 즙을 낸다.

② 단용도 좋지만 혼용하는 것이 좋다. 당근・사과 등과 배합한다.

③ 단용재료분량은 1회 약 400~500 g, 혼용분량은 150~200 g이 적당하다.

④ 생즙을 아침 식전에 한컵씩 마신다. 사과즙・벌꿀을 약간 가해 마신다.

• 약효―기침이 나거나 속이 답답할 때 생즙을 먹으면 좋다.

38) 레몬(枸櫞) 생즙

• 재료의 선택법―재료는 과육을 사용한다. 생즙용은 잘 익고 신선한 것을 선별한다. 레몬은 과즙이 많고 맛이 강하며 특이한 향이 있어 음식물의 첨가식품으로 많이 애용하고 있다.

• 효능 및 성분―레몬즙은 여자의 미용음료로 적합하다. 장기간 마시면 안색이 좋아지고 피부가 윤택해진다. 또한 감기・두통・요도염에도 효과적이다.

레몬의 성분은 비타민 E의 함량이 대부분이다. 과즙으로 구연산・레몬수를 만들어 각종 음료수・요리식품의 향미료(香味料)로 쓰이며, 화장품의 향료로도 많이 사용된다.

• 만드는 법과 먹는 법―껍질을 절반 벗기고 반은 남기어 적당히 썰어 씨를 빼고 쥬서에 넣고 짜낸다.

① 손으로 만들 때는 과육과 과피를 따로 구분하여 짓찧어낸 후, 합하여 짜서 즙을 낸다.

② 단용보다 혼용이 좋다. 사과・오이・당근 등을 혼합하는

것이 효과적이다.

③ 재료분량은 1회 약 300 g 정도 요한다.

④ 생즙을 아침 공복시 한컵씩 마신다. 산미가 강하므로 오이즙이나 사과즙을 절반 가량 합하여 마신다.

* 배합을 할 경우
재료(1회 분량)
레 몬   100~120 g
오 이   130~160 g
사 과   100~120 g

[만드는 법] 껍질을 벗겨서 씨를 빼고, 껍질째 오이와 사과를 함께 썰어, 쥬서에 넣고 짜낸다. 손으로 만들 때는 오이와 사과는 함께 따로 짓찧어 즙을 내고, 레몬은 따로 즙을 내어 혼합하여 마신다.

[효능] 모발(毛髮)의 성장과 이뇨(利尿)·미용에 효과가 있다. 비타민 A·C·인산·칼슘·나트륨 등의 미네랄도 풍부하므로 허약과 병후회복·류머티즘 등에도 유효하다.

• 약효—소화기계통을 튼튼히 하고, 심장병, 두통, 담(淡)에 효과가 있다.

39) 배(梨果) 생즙

• 재료의 선별법—재료는 과육을 사용한다. 배에는 여러 품종이 있으므로 되도록 껍질이 얇고 단맛이 많은 것을 선별한다.

• 효능 및 성분—생즙은 소화를 촉진시키는 효과가 있다. 기침·천식·번열·백일해·소갈 등에 마시면 매우 효과적이다.

• 만드는 법과 먹는 법—싱싱한 배를 껍질을 벗기고 속의 씨를 빼낸 후, 적당히 썰어서 쥬서에 넣고 짜낸다.

① 손으로 만들 때는 강판에 갈아서 삼베헝겊으로 짜서 즙을 낸다.
② 단용도 좋고 혼용도 좋다.
③ 단용재료분량은 1 회 약 400 g, 혼용은 150~200 g이 적당하다.
④ 생즙을 아침 공복시 한컵씩 마신다. 사과생즙을 소량 가해서 마시면 좋다.

• 약효—중풍으로 갑자기 말을 못하는 환자나 폐(肺)를 원활하게 하고 가슴이 답답한 사람은 이 즙을 마시면 효과가 있다.

40) 모과(木瓜) 생즙

• 재료의 선별법—재료는 과육을 사용한다. 생즙용은 가을이 되면 쉽게 구입할 수 있으며 잘 익은 것을 선별한다.

• 효능 및 성분—생즙은 각기병에 효과가 있다. 또한 복통·기침·토사(吐瀉) 등에도 좋다. 성분은 모과의 떫은 맛은 탄닌 때문이며, 이 성분은 피부를 수축시키는 작용이 있으므로 설사를 할 때 유효하다.

• 만드는 법과 먹는 법—껍질을 벗기고 과육만을 쥬서에 넣고 짜낸다.
① 손으로 만들 때는 강판에 갈아서 물을 조금 타서 전체적으로 골고루 버무려서 삼베헝겊이나 가제로 짜서 즙을 낸다.
② 단용보다 혼용이 좋다. 당근·사과 등을 혼합한다.
③ 단용재료분량은 1 회 약 400~500 g, 혼용은 150~200 g이 적당하다.
④ 생즙을 아침 공복시 한컵씩 마신다. 사과즙과 절반씩 혼합하여 마시거나, 물을 타서 마셔도 좋다.

- 약효—기관기염과 기침에 효과가 있다.

41) 감(柿)생즙

- 재료의 선별법—재료는 떫은 생감을 사용한다. 감 종류에는 단감(甘柿)과 떫은감(澁柿)이 있다. 생즙용은 덜 익은 떫은 감을 선별한다. 덜 익은 감을 말려두었다가 겨울에 사용해도 된다. 감잎도 생즙으로 이용할 수 있으며 신선한 잎을 채취하여 쓴다.
- 효능 및 성분—생즙이 고혈압 환자에게 좋으며 각기(脚氣)에도 유효하다. 술에 취했을 때 취기를 덜게 된다.

감성분은 비타민 $A \cdot B_1 \cdot B_2 \cdot C$ 등이 있고 과육에는 전화당·유리산·탄닌·산화효소 등이 함유되어 있다. 곶감(乾柿)의 표면에 생기는 백분은 만니트이다. 떫은감의 액즙에는 시블이라는 탄닌 같은 물질이 있다.

- 만드는 법과 먹는 법—떫은 감을 껍질을 벗기고 씨를 빼낸 후 쥬서에 넣고 짜낸다. 감잎도 마찬가지다.

① 손으로 만들 때는 감을 강판에 갈아 물을 조금 가해 전체적으로 버무린 후, 삼베헝겊이나 가제로 짜서 즙을 낸다.

② 단용재료분량은 1회 약 300 g, 혼용은 100~150 g 정도가 적당하다.

③ 생즙을 아침 공복시 한컵씩 마신다. 처음 마시는 사람은 떫은 맛이 강하므로 물을 타서 마시거나 사과즙·무우즙을 타서 마셔도 좋다.

＊ 배합을 할 경우

재료(1회 분량)

감 잎　　20~30 매
사 과(중)　두개

레몬즙　　　1 스푼

[만드는 법] 감잎은 물에 깨끗이 씻고, 사과는 껍질째 썰어 함께 쥬서에 넣고 짜낸다. 손으로 만들 때는 감잎을 잘게 썰어 쇠절구에 넣고 짓찧어 낸다. 사과는 강판에 갈아서 함께 버무린 후 물을 조금씩 가한 다음, 삼베헝겊이나 가제로 짜서 즙을 낸다. 레몬즙을 타서 마시면 좋다.

[효능] 감잎에는 비타민 C 가 많이 함유되어 있다. 고혈압이나 동맥경화 환자에게 좋은 생즙이다.

[참고사항] 단감의 과육 중에 갈반(褐斑)이 보이는 것은 탄닌의 산화물 때문이다. 떫은감에도 단감같이 산화효소가 들어 있으나, 익어도 그 작용이 늘어나기 때문에 떫은 맛이 있게 되는데, 이것을 알콜이나 또는 온탕 등으로 감세포를 죽이면 탄닌은 페리틴과 화합하여 불용해(不溶解)로 되며, 떫은 맛을 잃고 원래의 감에 들어 있는 감미가 그 특성을 나타내어 단맛이 나는 것이다.

감을 많이 먹으면 변비가 된다. 옛날부터 떫은감을 먹으면 위속에 결석(結石)이 생긴다고 한다.

• 약효─장과 위의 허약을 보하고, 술독을 풀어주고 위열을 덜어주면 갈증을 없앤다.

42) 석류 (石榴) 생즙

• 재료의 선별법─재료는 과육을 사용한다. 석류에는 신(酸) 것과 담(談)한 것 두 종류가 있다. 생즙용은 어느 것이나 좋으며 잘 익은 것을 선별하도록 한다.

• 효능 및 성분─생즙은 옛날부터 강장제로 전해오고 있다. 특히 고혈압과 동맥경화 예방에 좋은 효과를 나타낸다. 또 설사·이질·대하증 등에 좋으며, 구충제의 작용도 한다.

• 만드는 법과 먹는 법―껍질을 반쯤 남기고 벗긴다. 씨를 빼고 쥬서에 넣고 짜낸다.
① 손으로 만들 때는 과육만 짓이겨 삼베헝겊이나 가제로 짜서 즙을 낸다.
② 단용도 좋고 혼용으로 마셔도 좋다.
③ 단용재료분량은 1회 약 300g, 혼용은 150g 정도 요한다.
④ 생즙은 아침 공복시 한컵씩 마신다. 단용은 신맛이 강하므로 당근즙과 절반씩 혼합해서 마시면 좋다.
• 약효―충(蟲)을 억제하고 자궁출혈・대하증을 멈추게 한다. 또한 눈에 떨어뜨리면 눈물을 멈춘다.

43) 머루(山葡萄) 생즙

• 재료의 선별법―재료는 열매를 사용한다. 머루는 산에서 자생하며 개머루・왕머루・까마귀머루・새머루 등의 종류가 있고, 모양은 포도와 비슷하나 알이 잘고, 신맛이 포도보다 강하다. 생즙용은 잘 익은 것을 채취하며, 서리(霜)가 내린 뒤에 제맛이 나므로 그때 것을 선별한다.
• 효능 및 성분―생즙은 옛부터 보혈의 즙으로 알려져 있다. 폐가 약한 사람은 이 즙을 마시면 좋다. 또한 이뇨의 효과도 있고, 갈증에 마시면 즉효가 된다.
• 만드는 법과 먹는 법―잘 익은 머루를 채취하여 물에 깨끗이 씻어 쥬서에 넣고 짜낸다.
① 손으로 만들 때는 적당히 짓이겨 가제로 짜서 즙을 낸다.
② 신맛이 강하므로 당근・사과와 혼합해서 마시면 좋다.
③ 단용재료분량은 1회 약 300~400g, 혼용은 약 200g 정도 요한다.

④ 생즙을 아침 공복시 한컵씩 마신다. 사과즙을 절반 혼합하여 마시면 좋다.
• 약효―갈증을 덜고, 피부를 곱게 한다. 구역질이 날 때 마시면 효과가 있다.

44) 오디(桑椹) 생즙

• 재료의 선별법―재료는 뽕나무의 열매인 오디이다. 오디는 갸름하고 도톨도톨하며, 익으면 검은 자줏빛으로 변하는데 맛이 달콤하다. 생즙용은 붉은빛이 반쯤 있는 것을 선별한다.
• 효능 및 성분―장기간 마시면 정신이 맑아지고, 신경쇠약에도 좋다. 성분은 유기산·단백질·당분·회분 등이 함유되어 있다.
• 만드는 법과 먹는 법―반쯤 익은 오디를 따서 물에 깨끗이 씻어 꼭지를 떼어버리고 쥬서에 넣고 짜낸다.
① 손으로 만들 때는 쇠절구에 짓이겨 삼베헝겊이나 가제로 짜서 즙을 낸다.
② 재료분량은 1회 약 400 g 정도 요한다.
③ 생즙을 아침 공복시 한컵씩 마신다. 사과즙이나 귤즙을 약간 타서 마시면 좋다.
• 약효―오장과 혈기(血氣)를 이롭게 한다. 또한 정신을 안정시키고 귀와 눈을 밝게 해준다.

45) 동아(冬瓜) 생즙

• 재료의 선별법―재료는 과육을 사용한다. 동아는 호박과

비슷한 타원형이고 겉면에 솜털이 많으며 익으면 흰가루가 묻어있고 맛이 좋은 것을 선별한다. 동아(冬瓜)라는 명칭은 열매가 가을에 익어 떨어지면 겨울에 저장할 수 있다는 데서 붙여진 것이다.

• 효능 및 성분—생즙은 신장(腎臟)이 허약한 사람이나 이뇨의 작용도 있어 수종(水腫)·복수(腹水) 등에 마시면 효과적이다. 또한 소화촉진에도 좋은 생즙이다.

• 만드는 법과 먹는 법—동아의 속을 긁어내고, 물에 깨끗이 씻어 적당히 썰어 쥬서에 넣고 짜낸다.

① 손으로 만들 때는 잘게 썰어 쇠절구에 찧어도 좋고, 강판에 갈아 삼베나 가제에 짜서 즙을 낸다.

② 단용보다 혼용이 좋다. 시금치·배추·당근·사과 등과 함께 배합한다.

③ 단용재료분량은 1회 약 400 g, 혼용에는 약 200 g 정도가 적당하다.

④ 생즙을 아침 식전에 한컵씩 마신다. 사과즙이나 당근즙을 절반씩 혼합하여 마시면 좋다.

• 약효—열독(熱毒)을 풀고 종기에도 좋다. 생즙을 땀띠에 바르면 효과가 있다.

46) 앵두(櫻桃) 생즙

• 재료의 선별법—재료는 열매를 사용한다. 앵두는 작은 구형(球形)의 핵과(核果)로서, 익으면 광택있는 심홍색(深紅色)이 되며 생식하면 감미가 있다. 생즙용은 잘 익은 것을 선별한다.

• 효능 및 성분—생즙은 여성의 미용식으로 가장 유효하다. 장기간 마시면 얼굴빛이 앵두처럼 윤택이 난다. 또한 설정(泄精)

에 마시면 좋고, 피로회복이나 인후염 등에 좋다.
* 만드는 법과 먹는 법―신선한 앵두를 선별하여 씨를 빼고 물에 깨끗이 씻어 짓이겨 삼베나 가제로 짜서 즙을 낸다.
① 단용도 좋고 혼용도 좋다. 당근·사과 등과 잘 배합한다.
② 단용재료분량은 1회 약 400∼500g, 혼용분량은 약 200g이 적당하다.
③ 생즙을 아침 공복시 한컵씩 마신다. 단용에는 벌꿀을 약간 타서 마시면 좋다.
* 약효―속이 편안해지고 안색이 밝아진다.

47) 박하(薄荷) 생즙

* 재료의 선별법―재료는 싱싱한 잎이며 약재로 쓰기 위해 개량종이 많이 재배되고 있다. 이 즙을 정제하여 박하유를 만드는데 박하유는 대부분 멘트르의 제조원료에 쓰이고 제과용으로도 쓰인다. 청량미의 향기가 독특한 박하의 어린 잎은 나물로도 먹을 수 있는데 알고 있는 사람은 드물다. 중국에서는 소채용으로 재배하기도 한다.
* 효능 및 성분―박하잎 속에는 1∼1.8%의 휘발성 즙이 들어있고 이 즙에는 휘발유, 박하뇌 70∼90%, 그밖에 피빈, 멘톤, 칸핀 등이 함유되어 있다.
* 만드는 법과 먹는 법―신선한 잎을 적당한 크기로 썰어 쥬서에 넣고 즙을 짜낸다.
① 손으로 만들 때는 전 항과 동일한 방법이다.
② 단용보다는 혼용이 좋은데 당근, 사과, 시금치, 양배추 등과 혼합하면 좋다.
③ 단용일 때의 1회분은 1회에 약 400∼500g이며 혼용일

때는 150 g 정도가 좋다.
　④ 아침 식전에 1컵씩 마신다. 사과나 당근즙을 1대 1의 비율로 섞어서 마시면 좋다.
　• 약효—이 즙은 관절을 낫게하고 독한(毒汗)을 발하며 이질을 낫게 한다. 한방에서는 건위, 구풍(驅風), 발한, 통경약(通經藥)으로 널리 쓰인다. 중풍에 걸려 말을 못하는 것과 토담(吐痰)에 걸린 사람에게도 좋다.

48) 갈근(葛根) 생즙

　• 재료의 선별법—칡뿌리가 생즙이며 1~2년생의 것이 좋다. 뿌리의 몸통이 통통한 것이 좋으며 밋밋하게 뻗은 것은 적합하지 않다. 흔히 노점에서 즙을 내어 팔고 있는데 묵은 뿌리는 피하는 것이 좋다. 이른 봄이나 늦가을에 채취한 칡이 영양가가 풍부해서 좋다.
　• 효능 및 성분—칡즙은 정장(整腸)의 효과가 있고 위장의 기능을 증진시키는데 좋다.
　• 만드는 법과 먹는 법—갈근생즙은 쥬서보다는 손으로 만드는 것이 좋다.
　① 물로 잘 씻어, 겉껍질을 모두 오려내고 잘게 썰어서 절구에 넣은 다음 잘 찧어 물을 촉촉하게 붓고 잘 섞은 후 삼베헝겊 등으로 짜낸다.
　② 단용보다는 혼용이 좋으며 당근, 시금치, 사과 등과 배합하면 좋다.
　③ 단용일 때의 1회용 분량은 400~500 g 이며, 혼용일 때는 200~250 g 이면 된다.
　④ 아침 식전에 1컵씩 마신다. 단용생즙일 경우에는 사과즙과

1대 1의 비율로 섞어서 마시면 좋다.
  * 배합을 할 경우
  재료(1회 분량)
  갈 근   200 g
  당근이나 시금치   150 g
  사 과   150 g

  • 약효—위장병 환자는 이 생즙을 마시면 좋은 효과를 보게 된다. 구토, 설사, 갈증 등에도 좋다. 민간요법에서의 갈근즙은 해열, 발한, 청량약으로 쓰인다. 소갈, 구토, 신열, 신경통에도 좋다. 미친개(광견병)에게 물린 데에는 생즙을 마시고 갈분을 만들어 환부에 바르면 효과를 보게 된다. 가슴이 답답할 때도 갈근즙을 마시면 유효하다. 습관성 구역질에는 갈근즙 1되 정도를 마시면 완치된다. 불면증에도 좋다.

49) 여뀌(蓼) 생즙

  • 재료의 선별법—잎과 뿌리가 재료이며 식용이기도 하다. 품종도 여러 가지여서 식용이 되는 것도 있고 안되는 것도 있다. 생즙용으로는 꽃봉오리가 생기기 전의 식용을 선택해야 한다. 식용인 것은 푸른여뀌와 붉은여뀌 등이다.

  • 효능 및 성분—성분은 아직 밝혀지지 않고 있으며 잎파리는 몹시 매워서 조미료로도 사용되어 왔다.

  • 만드는 법과 먹는 법—잎이나 뿌리를 물로 깨끗이 씻어낸 다음 쥬서에 넣어 즙을 낸다.
  ① 손으로 만들 때는 전항의 요령과 동일하다.
  ② 단용보다는 혼용이 좋으며 구기자잎, 당근, 사과 등과 배합하면 된다.

③ 단용일 때의 1 회분 분량은 약 400~500 g 정도이고 혼용일 때는 150~200 g 정도가 적당하다.
④ 아침 식전에 1 컵씩 마신다. 먹기가 힘이 들면 사과즙과 섞어서 마셔도 된다.
• 약효―여뀌를 한방에서는 하독(下毒), 이수(利水), 곽란약으로 쓴다. 중풍에 걸린 사람이 계속해서 마시면 효과를 보게 된다. 토사곽란, 부종에도 좋으며 벌레에 물렸을 때 생즙을 바른다. 각기와 종통, 피부병, 복통 등에도 유효하다.

50) 창포(菖蒲) 생즙

• 재료의 선별법―잎과 뿌리가 모두 재료에 사용되며 꽃이 사용될 경우에는 꽃이 피기 전의 것을 사용하는데 채취 즉시 즙으로 만들어야 한다.
• 효능 및 성분―창포의 뿌리는 정유(精油)로서 오리게놀, 메틸오이게놀, 헤프틸산, 세스키텔펜, 아자릴알데히드, 카라멘 등이다. 이 즙은 위장을 보하는 효과가 있고, 계속해서 마시면 눈과 귀가 밝아진다.
• 만드는 법과 먹는 법―싱싱한 잎과 뿌리를 깨끗이 씻어 적당히 썰어서 쥬서에 넣고 짜낸다.
① 손으로 할 때에는 전 항의 요령과 동일하다.
② 단용보다는 혼용이 좋으며 양배추, 사과, 당근 등과 배합한다.
③ 단용일 때의 1 회분 분량은 400~500 g이 적당하며 혼용일 때는 150~200 g이면 된다.
④ 아침 식전에 1 컵씩 마신다. 단용만으로는 마시기 곤란하면 사과즙을 1 대 1 의 비율로 섞어서 마신다.

• 약효—한방에서는 창포를 청량건위약으로 쓴다. 이 즙은 오장을 보하며 귀와 눈을 밝게 하며 음성을 좋게 해준다. 남자의 신장병과 여자의 혈랭(血冷)과 심복통(心腹痛)에 좋다. 두통이 심할 때는 생즙 1 홉을 마시면 금방 낫는다.

51) 컴프리(comfrey) 생즙

• 재료의 선별법—잎을 재료로 쓰는 컴프리는 특용작물이므로 쉽게 구하기가 어렵다. 뜻있는 사람들이 약초로서 재배하고 있으니 계속해서 마시려면 종묘(種苗)를 구하여 직접 재배해야 한다. 잎은 담배잎과 흡사하며 성장이 무척 빠르다.

• 효능 및 성분—주성분을 보면 100 g 중 수분이 90%, 단백질 2.6%, 지질 0.4%, 당질 3.4%, 섬유 1.6%, 회분 1.8%, 칼슘 208 mg%, 나트리움 19mg%, 인 40mg%, 철 9mg%, 카로틴 9.800 IU, 니코틴 1mg%, 비타민 B_1 0.77mg%, B_2 2.20mg%, B_{12} 8.92mg%, C 60mg% 이다. 이 생즙은 치료범위가 몹시 넓으며 특히 강장 강정에 유효하다. 악성 빈혈증을 치료한 예는 얼마든지 있으며 컴프리는 이상적인 조혈제(造血劑)로 의학계에서도 인정하고 있다.

• 만드는 법과 먹는 법—너무 여린 잎은 좋지 않으며 적어도 1m 쯤 자란 잎을 채취하여 깨끗이 씻은 다음 적당한 크기로 토막을 내어 쥬서에 넣고 짜낸다.

① 손으로 만들 때는 전 항과 동일한 방법이다.
② 단용으로 하는 것도 좋지만 혼용하는 것이 더 효과적이다. 혼용으로 할 때는 당근, 양배추, 사과 등과 배합한다.
③ 단용일 때의 1 회분 분량은 약 400~500 g 정도면 된다.
④ 아침 식전에 1 컵씩 마신다. 많이 마셔도 부작용은 전혀

없으며 처음으로 마시는 사람은 사과즙을 1 대 1 의 비율로 섞어서 마시면 좋다.

* 배합을 할 경우

재료(1 회 분량)

컴프리	200 g
당 근	150 g
사 과	150 g

• 약효—빈혈, 신경쇠약, 당뇨병, 냉병 등에 효과가 있다. 외국에서는 컴프리를 야채 중의 왕으로 인정하고 있지만 우리나라에서는 아직 인식되지 않고 있다. 이웃나라인 일본에서는 제약회사에서 컴프리제품을 만들어내며 차로 마시는 등 된장국이나 수프 등에 넣어 먹기도 한다.

52) 비름(莧草) 생즙

• 재료의 선별법—비름에는 여러 종류가 있는데 어떤 종류든 관계가 없으며 꽃이 피기 전의 것을 채취한다. 뿌리, 줄기, 잎 등 모두 사용한다.

• 효능 및 성분—성분은 아직 밝혀지지 않고 있으나 수산(蓚酸)이 들어 있어 많이 먹으면 몸에 해롭다.

• 만드는 법과 먹는 법—싱싱한 것을 채취하여 곧바로 사용하는데 적당한 크기로 썰어 쥬서에 넣고 즙을 낸다.

① 손으로 만들 때는 전 항의 요령과 동일하다.

② 단용보다는 혼용이 좋으며 사과나 당근 등과 배합하면 좋다.

③ 단용으로 할 경우의 1 회분 분량은 300~400 g 정도이고 혼용일 때는 150 g 정도가 적당하다.

④ 아침 식전에 1컵씩 마신다. 이 생즙에 사과생즙을 1대 1 의 비율로 섞어서 마시면 효과도 좋고 마시기에도 수월하다.

• 약효—특히 이질에 좋으며 신경통, 불명열(不明熱) 등에 마시면 유효하다. 옛날부터 비름을 나물처럼 무쳐 먹으면 여름철에도 더위를 타지 않는다고 전해져 내려오고 있다. 민간요법에서는 혓바늘이 돋았을 때 비름을 달여 마신다. 입술이 터졌을 때 비름즙을 바르면 쉽게 낫는다. 뱀에게 물렸을 때는 비름즙을 1되 정도 마시고 즙을 짜고 난 찌꺼기를 상처에 바른다.

53) 솔잎(松葉) 생즙

• 재료의 선별법—공해없는 산속의 싱싱한 솔잎을 채취한다. 너무 오래된 고목의 솔잎이나 너무 어린 잎은 별효과가 없다.

• 효능 및 성분—생즙은 고혈압에 좋다. 장기간 다시면 혈압이 정상으로 유지되고 심장의 기능도 강화된다. 또한 피를 맑게 해준다. 알칼리성의 강한 솔잎은 산성으로 기울어지는 병자의 체액을 중화(中和) 또는 정화(淨化)하여, 그 결과 병의 자연치유(自然治癒)의 힘이 발휘되어 건강이 빨리 회복된다.

• 만드는 법과 먹는 법—솔잎머리에 붙어있는 잡물을 제거하고 물에 깨끗이 씻은 후, 적당히 잘라 쥬서에 넣고 짜낸다.

① 손으로 만들 때는 잘게 썰어 쇠절구에 넣고 짓찧은 후, 물을 소량 가해 전체적으로 버무려서 가제로 짜서 즙을 낸다.

② 단용보다는 혼용이 좋다. 사과·당근을 배합한다.

③ 단용재료분량은 1회 약 400~500g, 혼용은 약 150~200g이 좋다.

④ 생즙을 아침 공복시 한컵씩 마신다. 솔냄새가 강할 경우에는 사과즙을 절반 혼합해서 마신다.

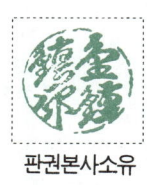

판권본사소유

야채와 과일요법

1995년 1월 20일 초판인쇄
2015년 1월 10일 11쇄 발행

편저자/이상국
발행자/김종진
발행처/은광사

등록번호/제18-71호
등록날자/1997년 1월 8일
서울특별시 중랑구 망우동 503-11호
전화:763-1258, 팩스:765-1258

※ 잘못된 책은 바꾸어 드립니다.

정가 12,000원